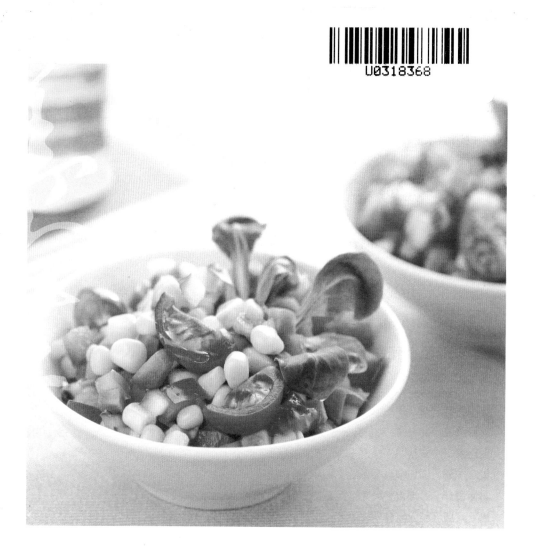

U0318368

24节气轻食养生法

胡维勤 ◎主编

黑龙江科学技术出版社
HEILONGJIANG SCIENCE AND TECHNOLOGY PRESS

图书在版编目（CIP）数据

24 节气轻食养生法 / 胡维勤主编 . --哈尔滨 : 黑
龙江科学技术出版社 , 2018.8（2024.2重印）
ISBN 978-7-5388-9514-8

Ⅰ . ① 2… Ⅱ . ① 胡… Ⅲ . ① 食物养生－食谱 Ⅳ .
① R247.1 ② TS972.161

中国版本图书馆 CIP 数据核字（2018）第 014387 号

24 节气轻食养生法

24 JIEQI QINGSHI YANGSHENG FA

作　　者	胡维勤	
项目总监	薛方闻	
责任编辑	宋秋颖	
策　　划	深圳市金版文化发展股份有限公司	
封面设计	深圳市金版文化发展股份有限公司	
出　　版	黑龙江科学技术出版社	

地址：哈尔滨市南岗区公安街 70-2 号　　邮编：150007

电话：（0451）53642106　　传真：（0451）53642143

网址：www.1kcbs.cn

发　　行	全国新华书店
印　　刷	小森印刷（北京）有限公司
开　　本	720 mm×1020 mm　　1/16
印　　张	15
字　　数	150 千字
版　　次	2018 年 8 月第 1 版
印　　次	2018 年 8 月第 1 次印刷　2024年 2 月第 2 次印刷
书　　号	ISBN 978-7-5388-9514-8
定　　价	68.00 元

【版权所有，请勿翻印、转载】

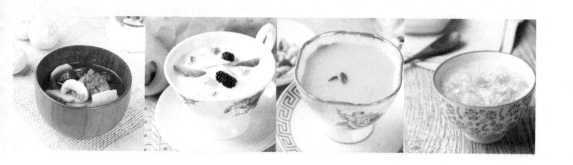

序言 Preface

　　每个节气的到来，都预示着气候的变化，同时也暗示着物象的更新交替！

　　节气是指二十四时节和气候，是中国古代订立的一种用来指导农事的补充历法，是汉族劳动人民长期经验的积累和智慧的结晶。二十四节气所反映的物候特征说明了自然界的一切活动都与节气密切相关，人也不能脱离天地气息而存在，人体的五脏六腑、七窍四肢、筋骨皮肉等组织的功能活动无不受节气变化的影响。《二十四节气轻食养生法》帮你顺应天时，调整身心，打造健康的体质。

　　生命与自然界息息相关，生命体就是浓缩的大自然，随着昼夜交替、节气变化，每个生命的生理活动也进行着周期性的变化。二十四节气体现了循环往复，象征生命的继承和绵延。观察二十四节气的气候变化，顺应天时，调理膳食，调整活动方式，对人的精气神的恢复与涵养有很大的益处。

　　古往今来的养生家们都十分注重节气养生，并把"天人合一"的养生观作为不违天时、顺道而行的重要法则。

　　随着节气的变更，人体的正常功能在无形中也会受到影响。因此，进行养生与保健切不可忽视二十四节气的变化。

　　为了深入探析二十四节气与人体健康的关系，揭示顺应二十四节气的养生奥秘，《二十四节气轻食养生法》围绕不同季节、不同节气的自然变化，阐述了饮食养生的内容。它将现代医学知识与传统保健养生理念有机地融合起来，力求做到文字通俗易懂，体例新颖别致，既注重知识性，又注重实用性。希望本书能帮助读者形成良好的养生习惯。

Contents 目录

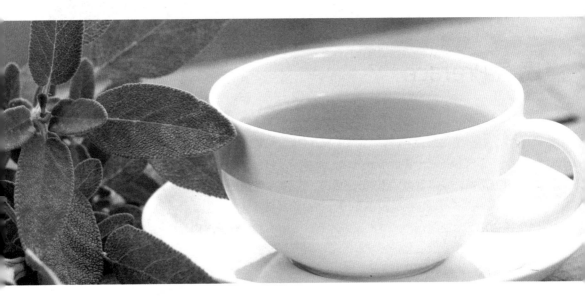

第一章
二十四节气与饮食养生

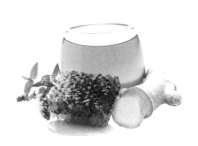

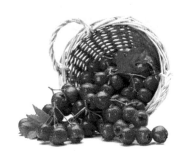

第二章
春季养肝，
这样吃身心安

第三章

夏季养心，
这样吃火气清

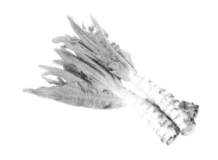

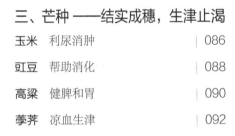

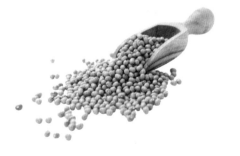

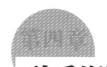

秋季润肺，
这样吃皮肤好

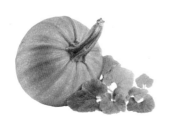

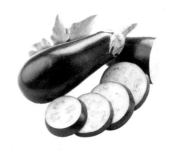

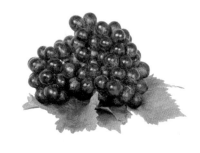

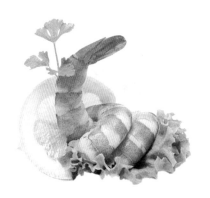

第五章

冬季补肾，
这样吃精力足

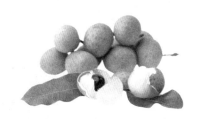

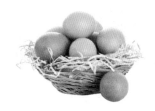

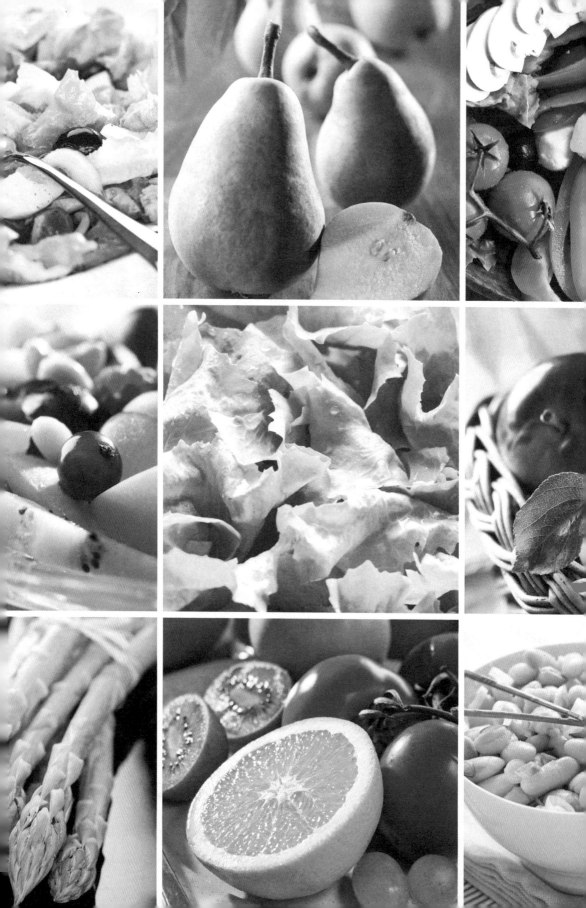

第一章

二十四节气与饮食养生

二十四节气是我国农历中表示季节变迁的 24 个特定节令，每个节气都有它特定的气候与环境特点。由于节气的变化，人体内在的气血也随之发生变化，如在大寒节气里，人体阳气偏弱，阴液不足，常表现为怕冷、干燥；而在雨水节气里，人体水湿偏多，常表现为痰湿、黏腻不爽……所以，在每个节气里，我们要根据节气特点，挑选相应的食材进行饮食调养，这样才能顺应时节，身体健康。

一、顺应时节，吃对食物不生病

祖国医学认为，人体是一个有机的整体，人生于自然，依赖自然界的空气、食物生存，人的生命活动规律必然要受到自然环境、四季气候变化的影响和制约。比如，在春夏秋冬之交，气候的突变会使一些适应能力差的人容易患病，节气之交也是疾病好发的时间段。所以，人体要不时地做出相应的反应变化才能顺应自然变化。

唐代名医孙思邈在《千金要方·食治》里说过："安身之本，必资于食。……不知食宜者，不足以存生也；……是故食能排邪而安脏腑，悦神爽志以资血气。若能用食平疴，释情遣疾者，可谓良工。"可见了解食物性味宜忌，结合体质和时令，通过饮食调养，对身体健康至关重要。

青少年每日的热量摄取不足，会导致生长发育迟缓；上班族经常加班与过劳，三餐随便对付，营养失去平衡，容易导致心血管疾病；寒冷时节吃冷饮会诱发感冒……以上种种，都是饮食不均衡或饮食不合时节带来的健康威胁。

顺应时节的饮食方阵

挑选食材、饮食调配需要顺应时节，气候炎热的夏天，选择温热的食物，人会更加燥热、心烦、口渴；寒冷的冬天吃温热的食物，却能发挥温阳、散寒、活血等功用。气候潮湿的梅雨季节，选择肥甘厚腻之品，会导致脾胃功能下降，湿邪内停，人体容易犯困、出现皮肤问题等，若选择具有健脾利湿功效的食材，如薏米、白扁豆等，则能消除体内的湿气，预防自然界的湿气影响身体健康。

古人讲究"天人合一"，气候的温度、湿度变化会时刻影响着我们的生理规律，所以饮食务必要顺应时节，符合自然规律，将每个节气化作强身健体的契机。

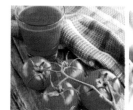
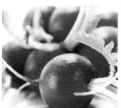
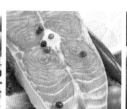
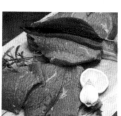

合理膳食标准

合理膳食是指吃什么、怎么吃，才能够满足人体各种生理活动的需要，保证营养均衡，维持身体健康。

根据《美国健康食品指南》，合理的膳食标准有以下要求：

① 食物要多样化，以谷类为主，粗细搭配。
② 多摄取蔬菜水果和薯类。
③ 三餐分配要合理，不暴饮暴食。
④ 每日摄入奶类、大豆类制品。
⑤ 每日摄入足量的水，谨慎选择饮料。
⑥ 经常吃适量的鱼肉、禽肉、蛋、瘦肉。
⑦ 吃零食要节制，适量饮酒，不可过量。
⑧ 减少烹调过程中油的使用量，饮食清淡、少盐。

按体质量身选择食物

食物有寒、热、温、凉四种属性，摄入寒凉食物后，人体会产生清凉感，如果热性体质者吃这一类型的食物，将具有滋阴、清热、生津、解暑、泻火、凉血等作用；而体质虚寒者，食用寒凉食物要节制，否则身体就会发凉，手脚摸起来冰冷，甚至会诱发各种疾病。

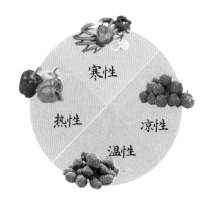

寒性
热性
凉性
温性

食材搭配有禁忌

食物进入人体后，在消化、吸收、代谢的一系列过程中，食物中的营养素和化学成分相互影响，会导致营养物质缺乏、不平衡，甚至引起体内毒素的累积。**茶叶中的鞣质能够干扰人体对食物中铁元素的吸收；菠菜含有草酸，会降低人体对食物中钙元素的吸收；牛乳与醋在人体胃部经过化学反应后，会结成块，妨碍消化，引起腹部不适；柿子富含单宁酸，螃蟹则富含钙与蛋白质，二者搭配食用，会让人呕吐、腹痛。**

二、四气五味，食材里的健康因子

与现代营养学研究食物的营养成分不同，祖国医学饮食养生则讲究食物的性味。食物的性味是指四气和五味，四气即寒、热、温、凉，一般微寒归凉，大温归热。寒凉，可以清热、解毒、凉血、滋阴；温热，可以温中、散寒、助阳、补火。

五味指的是辛味、甘味、酸味、苦味、咸味。味道不同的食物，功效各有差异：辛味能发表行散，甘味能补虚缓急，酸味能收敛固涩，苦味能降泄燥湿，咸味能软坚润下。同时，五味分别作用于人体不同脏腑。

认识食物的四气

温性

功效

温性食物有助于温热、散寒，具有温中祛寒、健脾和胃等功效。

适合体质

适合寒证患者或虚证患者，寒性体质者亦可常食。

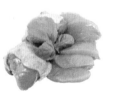

热性

功效

热性食物有助于温热、散寒，具有温中祛寒、健脾和胃等功效。

适合体质

适合寒证患者或虚证患者，寒性体质者亦可常食。

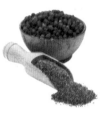

寒性

功效

寒性食物有助于镇静、清凉，还可以发挥泻火、解毒、清热等作用。

适合体质

适合热证患者或实证患者，热性体质者亦可多食用。

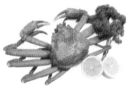

凉性

功效

凉性食物有助于镇静、清凉，还可以发挥泻火、解毒、清热等作用。

适合体质

适合热证患者或实证患者，热性体质者亦可多食用。

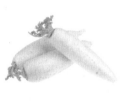

认识食物的五味

五味	功效对应	脏腑	温馨提示	代表食物
酸	有助于增进食欲、健脾开胃、固表止汗、敛肺止咳、涩肠止泻。	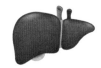	过食酸味食物易疲劳，使消化功能紊乱，增加患溃疡病的概率。	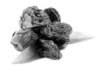
苦	有助于燥湿除烦、清热解毒、泻火通便、利尿。		过食容易造成消化不良、呕吐、腹泻、口干舌燥。	
甘	有助于调补身体、缓解肌肉疲劳、调和脾胃、止痛、解毒。		过食易使人体血糖升高、生痰等，甚至会因痰阻心脉而生病。	
辛	可以祛风散寒、舒筋活血、刺激胃肠蠕动、增加消化液分泌、促进血液循环。		过食易上火，引起便秘，还可能导致急慢性胃病、溃疡病及痔疮。	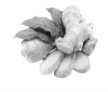
咸	有助于软坚散结、调节人体新陈代谢、温补肝肾、泻下通便。	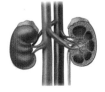	过食易引起肾脏疾病及心脑血管疾病。	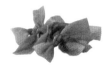

TIPS

从功效上来说，食物的五味不是孤立的，每种食品的功效都是由食物的味与性综合而成。味同性不同或性同味不同，作用就会有差异。比如，同样是甘味，西瓜性寒，特点是清热解暑；而饴糖性温，所以适宜于温胃散寒。而同样是温性食品，油菜味辛，能散血消肿；刀豆味甘，则有利于滋补肾元。

三、养生就得跟着四季吃

四季养生是中国传统养生文化中极为重要的一环，是古人对养生需顺天而行的智慧总结。各个节气下的食材选择、就寝时间、运动选择以及需要预防哪些疾病，都有一定的规律和深刻的养生道理。

不同季节的气候变化，会对人体产生不同的影响。饮食养生的总则就是"辨证施膳"，因时、因地、因人而异。按照季节分为春、夏、秋、冬，夏秋之间又再分出了长夏这一时节，于是就有了四季五补之说。

春天阳气初生，大地复苏，万物生发向上，内应肝脏，应充分调动人体的阳气，使气血调和，适宜升补。

夏日炎热，万物繁茂，人体喜凉，内应心脏，应采用清淡、清热之品，调节人体阴阳气血，适宜清补。

长夏时值夏秋之际，天气下降，地湿上蒸，湿热蕴蒸，内应脾脏，应采用淡渗之品健脾利湿，适宜淡补。

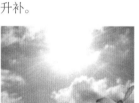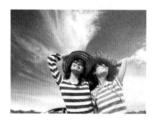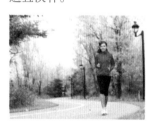

秋季阳气收敛，气候干燥，内应肺脏，应进行阴阳平衡的滋补，以调节脏腑功能的失调，适宜平补。

冬季天气寒冷，阳气深藏，内应肾脏。根据冬季封藏的特点，以温热之品来滋补人体气血阴阳不足，适宜温补。

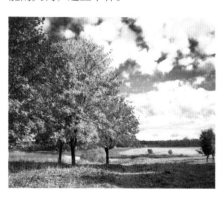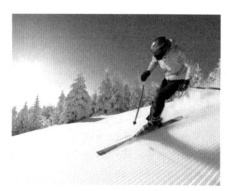

四、节气变化与饮食调养

二十四节气是我国农历中表示季节变迁的24个特定节令，是根据地球在黄道（即地球绕太阳公转的轨道）上的位置变化而制定的，每一个节气分别对应于地球在黄道上每运动15°所到达的一定位置。相邻节气之间相隔约半个月，并分别落在十二个月里面。

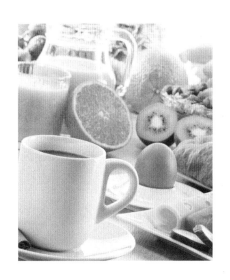

这二十四个节气的名称和顺序是：立春、雨水、惊蛰、春分、清明、谷雨、立夏、小满、芒种、夏至、小暑、大暑、立秋、处暑、白露、秋分、寒露、霜降、立冬、小雪、大雪、冬至、小寒、大寒。

顺应节气，远离疾病

节气的变化，会直接对人体调节造成影响，如果节气反常，必将影响生命体的正常气血运行，造成人体节律紊乱、阴阳失调，严重者会导致疾病缠身。

在不同的节气当中，生活起居、饮食选择也都必须要因时而异，要根据不同的特点来进行身体各方面的保养，采取不同的养生措施。

春夏养阳，秋冬养阴

所谓节气养生，是顺应二十四节气的阴阳变化，参考其规律和特点，调节人体各部分脏腑的功能，从而达到健康与长寿的养生目的。

比方说，顺应春夏生长之阳气盛的特点而养阳，顺应秋冬收藏之阴盛的特点而养阴，也就是我们通常所说的"春夏养阳，秋冬养阴"。

五、八种不良体质的饮食宜忌

气虚型体质

辨识特征	肌肉不发达、声音小、中气弱、情绪不稳、胆小、容易疲乏、精神不振、容易出汗，一年四季都容易感冒，而且病程长。
养生建议	不宜多食甜腻、刺激性强的食物，此外，气虚者大多内寒，应避免食用生冷食物，日常饮食以温热食物为主。
禁忌食物	白萝卜、大蒜、薄荷、紫苏叶、荞麦、茶叶、蚕豆、荸荠、芹菜、黄瓜、豆芽、海带、紫菜、莲藕、芥菜、苦瓜、空心菜、西瓜、香瓜、梨子、柚子、杨桃、柿子、菊花、螃蟹、蛤蜊、蚌类。
补益食材	小米、豌豆、虾、牛肉、鸡肉、马铃薯、胡萝卜、茄子、鳝鱼、花椰菜、香菇、糯米、豇豆、草莓、南瓜、红枣、山药。

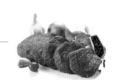
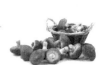

血虚型体质

辨识特征	脸色枯黄苍白、唇爪淡白、头晕乏力、眼花心悸、失眠多梦、大便干燥、经期迟来、经血量少颜色淡、口水分泌量少、易生舌苔、脉搏微弱。
养生建议	尽量少吃辣椒、肉桂、胡椒、芥末等辛辣的热性食物，也不适合饮用浓茶。
禁忌食物	生姜、大蒜、青葱、羊肉、白萝卜、荸荠、白酒、薄荷、菊花、槟榔。
补益食材	葡萄、芹菜、菠菜、桂圆、莲藕、茼蒿、猕猴桃、木耳、紫米、红枣、樱桃、桑葚、香菇、苋菜、荔枝、海参、鸭肉、松子、黑豆、胡萝卜。

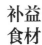
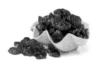

阴虚型体质

辨识特征	体形瘦长、面色潮红、皮肤偏干、容易长皱纹、性情急躁、外向好动、手心脚心易出汗、眼睛干涩，容易眼花、眩晕、耳鸣，睡眠差。

养生建议	避免夜生活，尽量在午夜12点之前就寝；此外，要严格控制烟酒，避免出汗过多，并且少吃辛温香燥的食物。

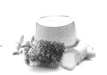

禁忌食物	羊肉、辣椒、大葱、洋葱、蒜苗、大蒜、生姜、韭菜、胡椒、芥菜、花椒、肉桂、茴香、瓜子、荔枝、栗子、南瓜、香菜。

补益食材	白菜、猪肉、西红柿、西瓜、黄瓜、银耳、香蕉、甘蔗、茄子、莲藕、芋头、橄榄、百合、苋菜、蜂蜜、荸荠、小米、海参、桃子、鸭肉、胡萝卜、鲫鱼。

阳虚型体质

辨识特征	阳气不足、平素畏冷、手足不温、喜热饮食、精神不振、舌淡胖嫩、脉沉迟，易患痰饮、肿胀、泄泻等病。

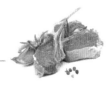

养生建议	冬避寒就温，春夏培补阳气，多进行日光浴。夏不露宿室外，睡觉不直吹电扇，开空调室内外温差不要过大，注重足下、背部及丹田部位的保暖。

禁忌食物	芹菜、香蕉、西瓜、冬瓜、菊花、板蓝根、苋菜、豆芽、黄豆、小米、荞麦、甘蔗、秋梨、苹果、石榴、葡萄、菠菜、藕。

补益食材	羊肉、狗肉、黄鳝、虾仁、刀豆、核桃、栗子、韭菜、茴香、鸡肉、核桃仁。

气滞型体质

辨识特征	性格内向、忧郁寡欢、心胸狭窄，舌头的颜色较为暗沉，咽部经常有异物梗阻的感觉，情绪波动时特别容易腹痛、腹泻。

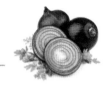

养生建议	宜选择具有行气、活血功效的食物，如蔬菜、柑橘类水果，或者是某些带有酸味的食物，并且减少盐分的摄入量。

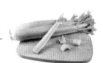

禁忌食物	奶油、鳗鱼、蟹黄、地瓜、芋头、黄豆、蚕豆、栗子、糯米、花生、桂圆肉、乌梅、莲子、蜂蜜。

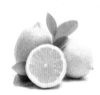

补益食材	芹菜、洋葱、西红柿、木耳、黑米、菠萝、紫菜、柚子、柠檬、香菜、橘子、马铃薯、黑豆、芥菜、香菇、韭菜、生姜、豌豆、鳝鱼。

瘀血型体质

辨识特征	较瘦，皮肤偏暗、色素沉淀，眼眶晦暗、性情急躁、易焦虑、健忘。女性容易有痛经症状，或经血颜色深，伴有血块。亦容易引发中风、心脏病。

养生建议	建议以温热食材进行养生，促进血液运行，加速新陈代谢。活血的同时，可适当补血。此外，少吃酸涩、寒凉的食物。

禁忌食物	地瓜、花生、芋头、蚕豆、黄豆、糯米等，凡是偏肥腻的食物，亦尽量避免食用。

补益食材	柳橙、小麦、木瓜、海参、玉米、蒜薹、韭菜、栗子、芒果、莲藕、香菇、洋葱、丝瓜、黑米、空心菜、葵花子、茄子、木耳。

痰湿型体质

辨识特征	肥胖、腹部松软、皮肤油脂多、眼泡微浮、多汗，性格温和、豁达、有耐心；身体上容易出现胸闷、痰多、困倦等毛病，通常偏好重口味。

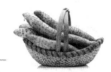

养生建议	最好少吃甜食和油腻的食物，可以多吃一些新鲜的蔬菜、水果和谷物类食物。

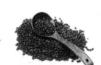

禁忌食物	饴糖、红枣、柚子、枇杷、李子、甲鱼等酸涩、肥甘的食物，也不宜饮酒。此外也不宜多摄入盐分。

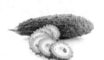

补益食材	山药、白菜、薏米、红豆、甘蔗、苦瓜、橘子、茼蒿、黄瓜、柿子、绿豆、冬瓜、玉米须、高粱。

湿热型体质

辨识特征	形体中等或偏瘦，面垢油光，口苦、口中异味，身重困倦，大便黏滞不畅，小便短黄，男性易阴囊潮湿，女性易带下发黄，性格多变，易烦恼。

养生建议	居室宜干燥、通风良好，避免居处潮热，可在室内用除湿器或空调改善湿、热的环境。宜选用甘寒或苦寒的清利化湿食物。

禁忌食物	羊肉、牛肉、海鲜、动物内脏、韭菜、生姜、辣椒、胡椒、花椒，火锅、烧烤食物。

补益食材	绿豆、绿豆芽、绿豆糕、绿茶、芹菜、黄瓜、苦瓜、西瓜、冬瓜、薏米、莲子、红豆、马齿苋、藕。

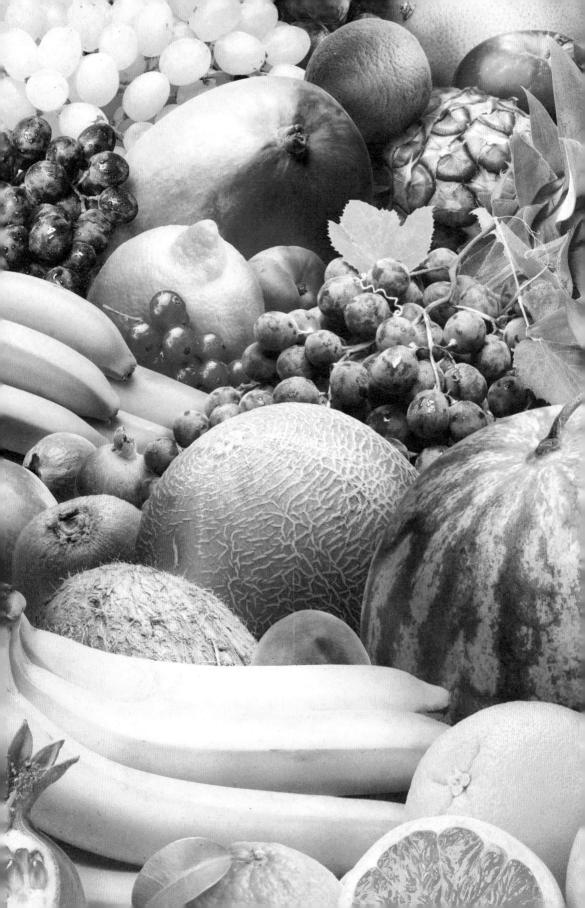

第二章

春季养肝，这样吃身心安

春季宜食甘，对脾有益；宜吃绿色食物，因为绿色食物是人体最有效的排毒剂，特别是蔬菜类食材，都富含纤维素、维生素，能够健脾养胃、疏通肠道，帮助消化道内积蓄的毒素排出。

一、立春——万物复苏，升发阳气

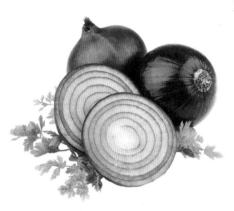

洋葱 抵抗春季敏感

| 【洋葱什么节气吃最好？】立春 | 雨水 |

洋葱可以发散风寒，并且可以解毒杀菌，是一种特别适合立春、雨水时节食用的食材。

性味： 性温，味辛、甘
归经： 归肝、脾、肺、胃经
选购秘诀： 饱满坚实、尖头扎实
保存技巧： 放在凉爽、干燥、通风的地方

洋葱含有一种名为硫化丙烯的油脂性挥发物质，它是洋葱辛辣味道的来源，这种物质具有帮助人体抗寒、抵御流感病毒、杀菌消炎的作用。此外，洋葱中还含有一种叫栎皮黄素的物质，它具有抗癌的作用。

洋葱是目前已知唯一含前列腺素A的食材。前列腺素A能够扩张血管、降低血液黏度，因此经常食用洋葱可以防治高脂血症，预防血栓的形成。同时，前列腺素A还能促进钠盐的排出，降低血压，是高血压患者的良好选择。

▶ **搭配宜忌**

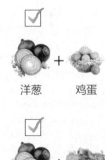

☑

洋葱　＋　鸡蛋

鸡蛋含胆固醇较高，而洋葱中的活性成分能降低胆固醇对心血管的负面作用。

☑

洋葱　＋　猪肝

猪肝与洋葱同食，既能补虚、养肝、明目，又可缓解高胆固醇对身体的伤害。

☑

洋葱　＋　牛肉

洋葱辛温开胃，牛肉温补脾胃，二者同食，可促进营养吸收，补中益气。

☒

洋葱　＋　蜂蜜

洋葱与蜂蜜同食，尤其是生洋葱和蜂蜜一起食用，对眼睛有不良影响。

洋葱炒鸭胗

时令养生经：洋葱搭配鸭胗、彩椒，可以健胃消食、软化血管、增强体质，适合贫血病患者及上腹饱胀、消化不良者食用。

原料： 鸭胗 170 克，洋葱 80 克，彩椒 60 克，姜片、蒜末、葱段各少许

调料： 盐 3 克，鸡粉 3 克，料酒 5 毫升，蚝油 5 克，生粉、水淀粉、食用油各适量

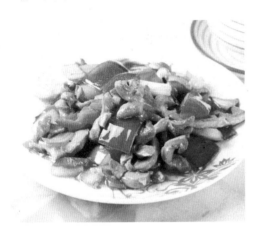

做法：

1. 洗净的彩椒、洋葱切块；洗净的鸭胗切上花刀，切块。

2. 鸭胗装碗，加料酒、盐、鸡粉、生粉，拌匀，腌渍10分钟。

3. 锅中注水烧开，倒入鸭胗，汆去血水，捞出。

4. 用油起锅，倒入姜片、蒜末、葱段，爆香，放入鸭胗、料酒，炒香，倒入洋葱、彩椒，炒至熟软。

5. 加入盐、鸡粉、蚝油、清水，炒匀调味，倒入水淀粉，炒至入味，盛出炒好的菜肴即可。

洋葱拌西红柿

原料： 洋葱 85 克，西红柿 70 克

调料： 白糖 4 克，白醋 10 毫升

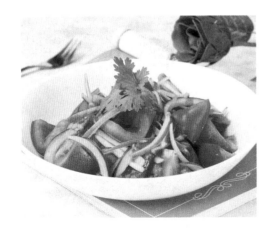

做法：

1. 洗净的洋葱切成丝。

2. 洗好的西红柿切成瓣。

3. 洋葱装碗，加白糖、白醋。

4. 搅拌均匀至白糖溶化，腌渍约20分钟。

5. 碗中倒入西红柿，拌匀，将拌好的食材装入盘中即可。

时令养生经：洋葱拌西红柿可以减肥瘦身、生津止渴、健胃消食，适合高血压、动脉硬化等患者食用。

芹菜 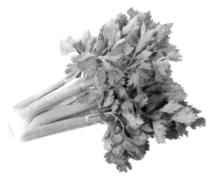 解毒清热

| 【芹菜什么节气吃最好？】立春 | 雨水 | 惊蛰 |

芹菜是一种平肝清热、祛风利湿的好食材，最适合在立春、雨水、惊蛰等时节食用。

性味： 性凉，味甘、苦
归经： 归肺、胃、肝经
选购秘诀： 茎干肥大宽厚，呈白色、无斑
保存技巧： 芹菜先用水冲洗根茎部，将大部分的土冲掉，再泡一下水，放入冰箱冷藏

芹菜具有独特的香气，是极具魅力的蔬菜。它的成分中矿物质含量不多，但是营养成分十分均衡，并且药用价值高。

芹菜可以安神助眠、消渴润肠、促进食欲。经常食用芹菜能降血压、降血糖、降血脂，并有镇静宁神的作用。芹菜还具有润肠解便、消除自由基、防癌的功能。

芹菜叶富含维生素和矿物质，因此不要丢弃，也可做成菜肴食用。

▶ **搭配宜忌**

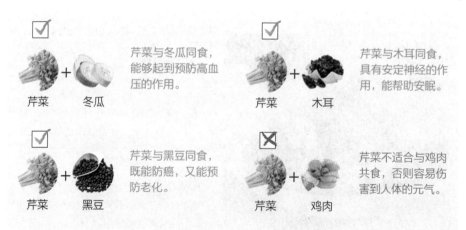

☑ 芹菜 ＋ 冬瓜
芹菜与冬瓜同食，能够起到预防高血压的作用。

☑ 芹菜 ＋ 木耳
芹菜与木耳同食，具有安定神经的作用，能帮助安眠。

☑ 芹菜 ＋ 黑豆
芹菜与黑豆同食，既能防癌，又能预防老化。

☒ 芹菜 ＋ 鸡肉
芹菜不适合与鸡肉共食，否则容易伤害到人体的元气。

猪腰炒芹菜

时令养生经：猪腰炒芹菜可以健肾补腰、和肾理气，适合肾虚、腰酸、遗精、盗汗者食用。

原料： 猪腰 270 克，芹菜 120 克，姜片、蒜末各少许

调料： 盐 3 克，料酒、水淀粉、食用油各适量

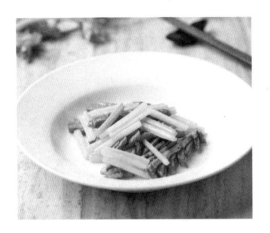

做法：

1　洗净的芹菜切成长段；处理好的猪腰切开，去除筋膜，切上花刀，改切成条形。

2　将猪腰放入碗中，加入盐、料酒、水淀粉、食用油，拌匀，腌渍约10分钟，至其入味。

3　用油起锅，放入姜片、蒜末，爆香。

4　倒入猪腰，炒匀，淋入料酒，炒匀提味。

5　加入芹菜、盐，淋入水淀粉，炒至入味即可。

芹菜豆皮

原料： 豆皮 110 克，芹菜 100 克，蒜末、姜片各少许

调料： 盐 2 克，鸡粉 2 克，胡椒粉 3 克，食用油适量

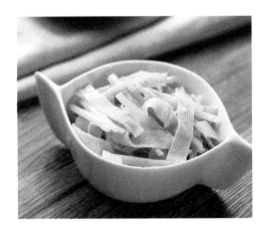

做法：

1　洗净的芹菜切段，豆皮切块。

2　热锅注油，放豆皮，炸至两面呈金黄色，捞出，沥干油。

3　将炸好的豆皮切成小段。

4　用油起锅，放入姜片、蒜末，爆香，倒入芹菜段，炒香。

5　放入豆皮，炒匀，注水，加入盐、鸡粉、胡椒粉，炒匀即可。

时令养生经：芹菜搭配豆皮可提高身体免疫力，提高新陈代谢功能。

大葱 促使头脑清醒

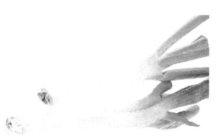

【大葱什么节气吃最好？】立春｜雨水

大葱能缓解疲劳，适合立春和雨水时节食用。

性味： 性温，味辛

归经： 归肺、胃经

选购秘诀： 葱叶翠绿，葱白质嫩，没有腐烂枯萎者为佳

保存技巧： 尽量以保存原貌为重点，也就是以带土的方式存放在阴凉通风处，不可直接晒到太阳

吃葱不但能降低血脂、血糖和血压，并有利于使头脑清醒。葱丝或葱末具有消除伤口瘀血、降低疼痛感的功能，能刺激消化液的分泌，更具有健胃功效。

葱是食用性蔬菜，也是辛香调味品，能加强儿童器官功能，并且供给产妇体内不足的能量，维护孕妇和胎儿的健康。

葱富含蛋白质和维生素，在冬天受到风寒侵袭如产生鼻塞、头痛、内热流不出汗等症状，可将整个葱白用水煮开后温服，有舒解效果。葱还有强化血液循环、调整脏腑神经系统的作用。

▶ **搭配宜忌**

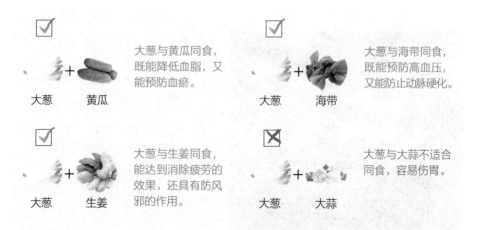

大葱与黄瓜同食，既能降低血脂，又能预防血瘀。

大葱　黄瓜

大葱与海带同食，既能预防高血压，又能防止动脉硬化。

大葱　海带

大葱与生姜同食，能达到消除疲劳的效果，还具有防风邪的作用。

大葱　生姜

大葱与大蒜不适合同食，容易伤胃。

大葱　大蒜

| 葱丝拌熏干 |

时令养生经：葱丝拌熏干能增进食欲、解毒发汗、缓解疲劳，适合脑力劳动者食用。

原料： 熏干 180 克，大葱 70 克，红椒 15 克

调料： 盐 2 克，白糖 2 克，陈醋 6 毫升，鸡粉 2 克

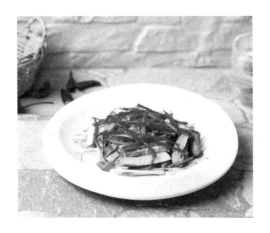

做法：

1 洗净的大葱切成细丝；熏干切粗丝；洗好的红椒去籽，切成细丝。

2 锅中注水烧开，倒入熏干，煮至断生，捞出，沥干水分。

3 将葱丝放入盘中，放上熏干，摆放好。

4 用油起锅，倒入红椒，炒匀炒香。

5 加入盐、白糖、陈醋、鸡粉，拌匀，调成味汁，盛出味汁，浇在熏干上即成。

| 豉香葱丝蒸鳕鱼 |

原料： 鳕鱼块 100 克，红椒丝、葱丝各适量

调料： 盐 2 克，料酒适量

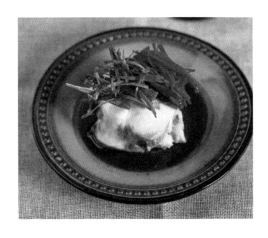

做法：

1 将洗净的鳕鱼块装碗中。

2 加料酒、盐，腌渍至入味。

3 将腌渍好的鳕鱼块装入盘中，放入烧开的蒸锅中。

4 盖盖，蒸10分钟至熟透。

5 揭盖，取出，撒上红椒丝、葱丝，稍微冷却即可食用。

时令养生经：鳕鱼搭配红椒丝、葱丝，极易消化吸收，可以补充人体所需的营养。

草莓 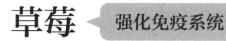强化免疫系统

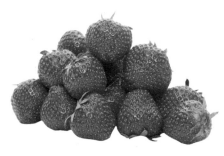

【草莓什么节气吃最好？】立春｜雨水｜大寒｜

草莓味酸甘、性凉，有养肝明目、补脾益气的
效果，适合大寒、立春、雨水等时节食用。

性味： 性凉，味酸、甘
归经： 归肺、脾经
选购秘诀： 果蒂鲜嫩呈深绿色，果实鲜艳有光泽
保存技巧： 水洗时果蒂要保留，不要常触摸，
可放入冰箱冷藏

　　草莓的营养容易被人体吸收。草莓中含有的胡萝卜素，有保护视力的功效；还含
有丰富的维生素C，能补血、改善牙龈出血、预防贫血和心血管疾病，而且还能抗氧
化、防止动脉硬化。

　　草莓对皮肤、头发也有较好的滋养功效，富含水杨酸，可以消炎、镇痛，是极好
的养颜水果。

　　草莓含天门氨酸，能产生抗氧化酵素，对防治动脉硬化、冠心病都具有特殊疗
效。多吃草莓也不会受凉或上火，是非常适合老年人和儿童食用的健康水果。

▶ **搭配宜忌**

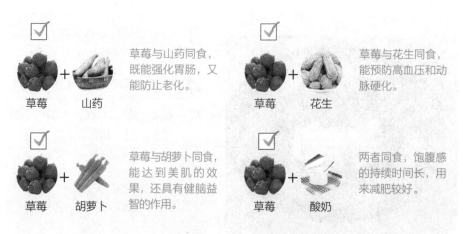

☑ 草莓 ＋ 山药　　草莓与山药同食，既能强化胃肠，又能防止老化。

☑ 草莓 ＋ 花生　　草莓与花生同食，能预防高血压和动脉硬化。

☑ 草莓 ＋ 胡萝卜　　草莓与胡萝卜同食，能达到美肌的效果，还具有健脑益智的作用。

☑ 草莓 ＋ 酸奶　　两者同食，饱腹感的持续时间长，用来减肥较好。

| 草莓桑葚奶昔 |

时令养生经：草莓搭配桑葚、酸奶，可以养肝明目、补血养颜、帮助消化，适合气血不足、营养不良者食用。

原料： 草莓 65 克，桑葚 40 克，冰块 30 克，酸奶 120 毫升

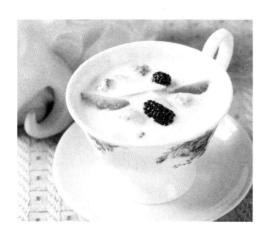

做法：

1　洗净的草莓切小瓣；洗好的桑葚对半切开；冰块敲碎，呈小块状。

2　将酸奶装入碗中，倒入大部分的桑葚、草莓。

3　用勺搅拌至酸奶完全裹匀草莓和桑葚。

4　倒入冰块，搅拌匀。

5　将拌好的奶昔装入杯中，点缀上剩余的草莓、桑葚即可。

| 草莓桑葚果汁 |

原料： 草莓 100 克，桑葚 30 克，柠檬 30 克

调料： 蜂蜜 20 克

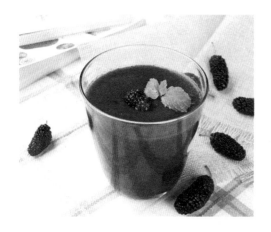

做法：

1　洗净去蒂的草莓对半切开。

2　备好榨汁机，放入草莓、桑葚。

3　挤入柠檬汁，倒入清水。

4　盖上盖，调转旋钮至1挡，榨取果汁。

5　将榨好的果汁倒入杯中，再淋上备好的蜂蜜即可。

时令养生经：草莓桑葚果汁可以乌发美容、防癌抗癌、益气补血，适合风热咳嗽、咽喉肿痛、声音嘶哑者食用。

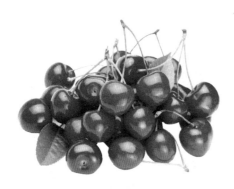

樱桃 消除疲劳

|【樱桃什么节气吃最好？】立春 | 雨水 |

樱桃能够补中益气、祛风除湿，所以它是最适合立春、雨水时节来食用的水果之一。

性味：性温，味甘、微酸
归经：归脾、肝经
选购秘诀：表皮无伤痕，蒂梗颜色鲜绿，果实鲜红发亮，要有弹性
保存技巧：先用袋子装起来，再放入冷藏室存放

　　樱桃的色泽鲜艳，味道甜中带酸，可以当水果生食，也可以腌渍或烘焙成料理，是相当受欢迎的食材。

　　樱桃富含花青素，能防止动脉硬化和心血管疾病，对于改善痛风症状也有助益。其含铁量较高，铁和蛋白合成与能量代谢有密切关系，所以可防治缺铁性贫血，并可有效增强体力，对抗疾病的侵袭。樱桃含有活性物质鞣花酸，能消除致癌物的作用，且达到预防癌症的效果。

　　樱桃性温味酸，又因含铁量高，有流鼻血或喉痛咳嗽者不宜食用过多。

▶ **搭配宜忌**

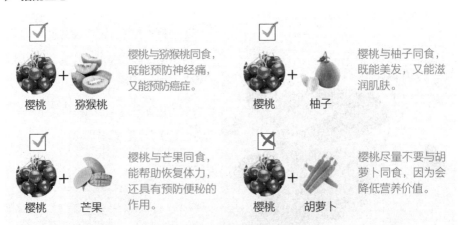

樱桃 + 猕猴桃　樱桃与猕猴桃同食，既能预防神经痛，又能预防癌症。

樱桃 + 柚子　樱桃与柚子同食，既能美发，又能滋润肌肤。

樱桃 + 芒果　樱桃与芒果同食，能帮助恢复体力，还具有预防便秘的作用。

樱桃 + 胡萝卜　樱桃尽量不要与胡萝卜同食，因为会降低营养价值。

┃樱桃香蕉

时令养生经：樱桃搭配香蕉、酸奶，可以润肠通便、润肺止咳、清热解毒，适合高血压、冠心病、动脉硬化患者食用。

原料： 香蕉 120 克，樱桃 50 克，酸奶 80 克

做法：

1 洗净的樱桃，沥干水分。

2 香蕉剥取果肉，切段。

3 取水晶托盘，倒入酸奶。

4 放入香蕉。

5 点缀上樱桃即可。

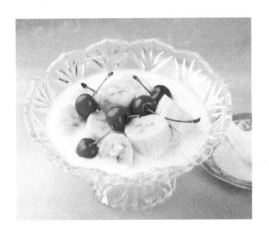

┃樱桃牛奶西米露┃

原料： 西米 180 克，樱桃 65 克，牛奶 170 毫升

调料： 冰糖 40 克

做法：

1 砂锅中注入适量清水烧热，倒入西米，拌匀。

2 盖上盖，煮20分钟。

3 揭盖，放入樱桃、冰糖，拌匀。

4 注入牛奶，拌匀，用小火略煮一会儿至糖分溶化。

5 关火后盛出煮好的甜汤即可。

时令养生经：樱桃搭配西米、牛奶，可以益气、健脾、和胃，适合立春时节食用。

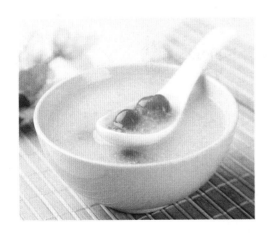

二、雨水——春雨绵绵，健脾利湿

红枣　养血安神

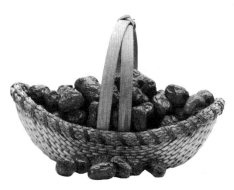

| 【红枣什么节气吃最好？】雨水 | 惊蛰 |

雨水和惊蛰时节，肝气上升，阴血容易不足，红枣可以养血健脾，适合经常食用。

性味： 性平，味甘
归经： 归脾、胃经
选购秘诀： 可根据颜色、味道等来辨别
保存技巧： 放置于阴凉通风处保存

红枣味道甘美，含有丰富的维生素C，可促进新陈代谢，其中铁质与纤维质能生津止渴、消除疲劳、抗氧化。

红枣另含有丰富的钾，可协助排出体内多余的钠离子，并能降低胆固醇和血压，并且具有强化肌肉与促进肌肉耐力的功能。

红枣还是一种药效缓和的强壮剂，蛋白质含量非常丰富。在养颜美容的效果上比其他水果更佳，在宴席上也常见用红枣制作的药膳料理。

▶ **搭配宜忌**

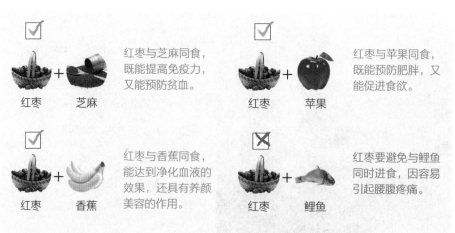

☑ 红枣 ＋ 芝麻　红枣与芝麻同食，既能提高免疫力，又能预防贫血。

☑ 红枣 ＋ 苹果　红枣与苹果同食，既能预防肥胖，又能促进食欲。

☑ 红枣 ＋ 香蕉　红枣与香蕉同食，能达到净化血液的效果，还具有养颜美容的作用。

☒ 红枣 ＋ 鲤鱼　红枣要避免与鲤鱼同时进食，因容易引起腰腹疼痛。

红枣山药粥

时令养生经：红枣山药粥具有保护胃壁、预防胃溃疡和胃炎的作用，适合虚弱、疲劳或病愈者恢复体力时食用。

原料： 红枣 10 克，山药 20 克，大米 150 克

调料： 盐 3 克

做法：

1 砂锅中注入清水，煮沸，倒入淘洗净的大米，拌匀。

2 下入备好的山药、红枣，用锅勺搅拌一会儿。

3 盖上盖，用小火煮30分钟至食材熟软。

4 揭盖，加入盐，拌匀。

5 用锅勺拌匀至粥入味，把煮好的粥盛入碗中即可。

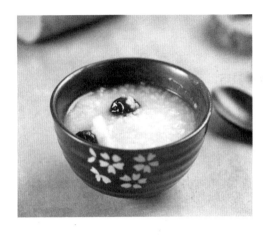

人参红枣汤

原料： 人参 10 克，红枣 15 克

做法：

1 砂锅中注入清水烧热。

2 倒入红枣、人参，拌匀。

3 盖上盖，煮开后用小火续煮30分钟至药材析出有效成分。

4 揭盖，关火后盛出煮好的药汤，装入碗中。

5 趁热饮用即可。

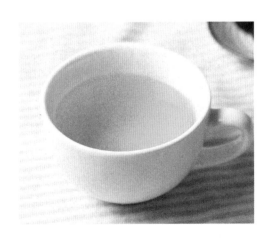

时令养生经：红枣搭配人参可以补脾益肺、生津止渴、安神益智，非常适合雨水时节食用。

燕麦

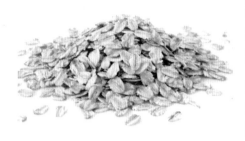

降低胆固醇

|【燕麦什么节气吃最好？】雨水 | 惊蛰 | 春分 |

常食燕麦，可以益脾、养心、益肝、养胃，雨水、惊蛰和春分的时候食用最佳。

性味： 性温，味甘

归经： 归脾、心经

选购秘诀： 均匀饱满、不含杂质

保存技巧： 密封后存放在阴凉干燥处

　　燕麦具有高蛋白、低糖的特点；同时，燕麦中富含可溶解性纤维和不溶性纤维，能大量吸收胆固醇并排出体外，延缓胃的排空，增加饱腹感，控制食欲，降低血液中的胆固醇含量，起到减肥的作用。

　　水溶性膳食纤维可以阻止小肠对淀粉的吸收，使餐后血糖上升趋向缓和，胰岛素被合理地利用，从而达到调节血糖和控制糖尿病的功效。

　　燕麦中丰富的亚油酸，对脂肪肝、水肿、便秘等有辅助疗效；它还含有钙、磷、铁、锌等矿物质，可以预防骨质疏松、促进伤口愈合、防止贫血。

▶ **搭配宜忌**

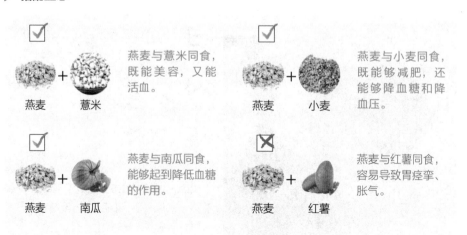

燕麦 + 薏米	燕麦与薏米同食，既能美容，又能活血。
燕麦 + 小麦	燕麦与小麦同食，既能够减肥，还能够降血糖和降血压。
燕麦 + 南瓜	燕麦与南瓜同食，能够起到降低血糖的作用。
燕麦 + 红薯	燕麦与红薯同食，容易导致胃痉挛、胀气。

燕麦南瓜粥

时令养生经：燕麦南瓜粥易被人体吸收，有利于预防骨质疏松和高血压，还可降低血糖含量。

原料： 水发大米 80 克，燕麦 60 克，南瓜 50 克

调料： 盐适量

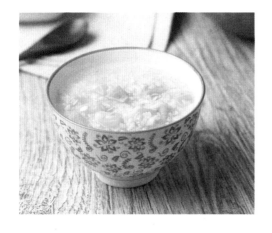

做法：

1 洗净去皮的南瓜切成粒，把南瓜装入盘中。

2 锅中注清水烧开，倒入洗好的大米，搅匀。

3 倒入燕麦，盖盖，烧开后用小火煮30分钟至大米熟软。

4 加入南瓜，拌匀，煮15分钟至食材熟烂。

5 揭盖，放入盐，用勺搅匀调味，盛出煮好的粥，装入碗中即可。

燕麦小米豆浆

原料： 燕麦 30 克，小米 30 克，水发黄豆 50 克

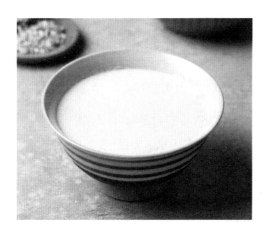

做法：

1 黄豆放碗中，放小米、燕麦、清水，搓洗，倒入滤网，沥干。

2 将食材放入豆浆机中，注水即可。

3 盖上豆浆机机头，待豆浆机运转约20分钟，即成豆浆。

4 将豆浆机断电，把煮好的豆浆倒入滤网，滤取豆浆。

5 将豆浆倒入碗中，用汤匙撇去浮沫即可。

时令养生经：燕麦搭配小米、黄豆，可减轻或除掉面部黑斑，还具有减肥的功效。

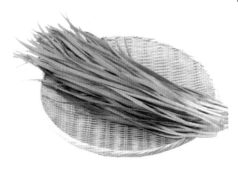

韭菜 补气壮阳

| 【韭菜什么节气吃最好？】立春 | 雨水 | 惊蛰 |

韭菜辛温散寒，能够达到活血散瘀的效用，最适合于立春、雨水、惊蛰时节食用。

性味： 性温，味甘、辛

归经： 归肝、肾经

选购秘诀： 色翠绿、茎笔挺

保存技巧： 新鲜的韭菜洗净后切成段，沥干水，装入袋中，再放入冰箱冷藏，可保存 2 个月

　　韭菜内含挥发性硫化物质，可以兴奋神经，进而提神醒脑。它具有丰富的纤维素，能促进肠胃蠕动，有利于粪便形成，不仅可有效预防习惯性便秘和减少肠癌的发生率，而且可以将消化道中的头发、沙子、金属屑包裹起来，随着排泄物排出，因此有"洗肠草"的别名。

　　根据古书记载，韭菜适用于打嗝、反胃、跌打肿痛、血尿、痢疾、皮炎、妇女产后血晕等，对于腰膝酸冷、遗尿、滑精等症状的治疗效果也很好。

▶ **搭配宜忌**

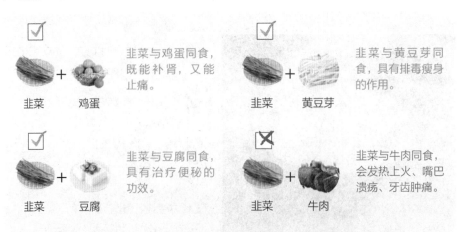

☑ 韭菜 ＋ 鸡蛋	韭菜与鸡蛋同食，既能补肾，又能止痛。	
☑ 韭菜 ＋ 黄豆芽	韭菜与黄豆芽同食，具有排毒瘦身的作用。	
☑ 韭菜 ＋ 豆腐	韭菜与豆腐同食，具有治疗便秘的功效。	
☒ 韭菜 ＋ 牛肉	韭菜与牛肉同食，会发热上火、嘴巴溃疡、牙齿肿痛。	

韭菜苦瓜汤

时令养生经：韭菜苦瓜汤可以降血压、清热祛暑、增强免疫力，适合高血压患者食用。

原料： 苦瓜 150 克，韭菜 65 克

调料： 食用油适量

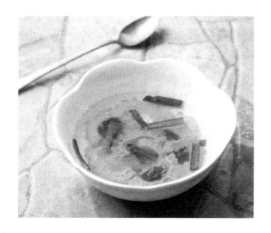

做法：

1 洗好的韭菜切碎；洗净的苦瓜对半切开，去瓤，切成片。

2 用油起锅，倒入苦瓜，翻炒至变色。

3 倒入韭菜，翻炒出香味。

4 注入适量清水，搅匀，用大火略煮一会儿，至食材变软。

5 关火后盛出煮好的汤料即可。

蒸韭菜

原料： 韭菜 100 克，熟花生碎 10 克

调料： 盐 2 克，干淀粉 8 克，鸡粉 2 克，芝麻油适量

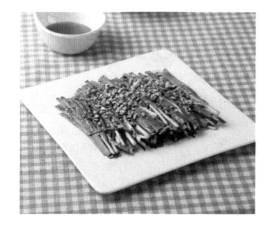

做法：

1 择洗好的韭菜对半切开。

2 备好容器，放入韭菜、盐，搅拌，腌渍2分钟，倒掉水分，加鸡粉、干淀粉，拌匀装入蒸盘。

3 备好电蒸锅烧开，放入韭菜，盖盖，将旋钮调至3分钟。

4 掀开锅盖，将韭菜取出。

5 撒芝麻油、熟花生即可食用。

时令养生经：韭菜是很好的护肝食品，适合春天食用，有助于阳气的升发。

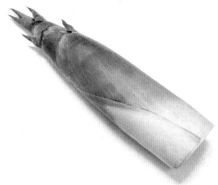

春笋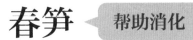

| **【春笋什么节气吃最好？】雨水 | 惊蛰 |**

对于雨水与惊蛰来说，春笋是一道时令佳珍。

性味： 性微寒，味甘

归经： 归胃、大肠经

选购秘诀： 笋尖苞叶紧密，笋壳金黄色，笋形略弯，表皮有光泽且湿度适当，最好稍带泥土。

保存技巧： 用足够的水浸泡放于冰箱里，经常换水，可保鲜5日左右。

春笋是竹子的嫩茎，长在地面下，没有农药残留，是卫生又健康的蔬菜，属于高纤维、低脂肪食物，可说是理想的减肥、减脂食品。

春笋具有富含食物纤维、少热量、少脂肪的特色，既能促进肠道蠕动，防止便秘，又能吸收油脂，预防脂肪堆积，并能降低胆固醇以及预防大肠癌和直肠癌。

春笋的纤维质细嫩，味甜也不会发胖。平时可热炒、煮汤或加肉块卤煮，炎日里加水轻烫后，加点儿沙拉酱凉拌着吃也很美味。

▶ **搭配**宜忌

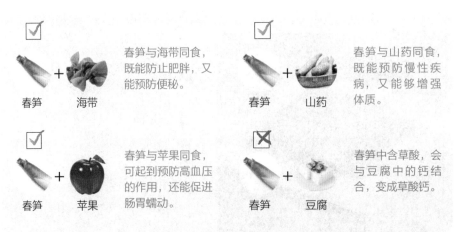

☑ 春笋与海带同食，既能防止肥胖，又能预防便秘。

春笋　海带

☑ 春笋与山药同食，既能预防慢性疾病，又能够增强体质。

春笋　山药

☑ 春笋与苹果同食，可起到预防高血压的作用，还能促进肠胃蠕动。

春笋　苹果

☒ 春笋中含草酸，会与豆腐中的钙结合，变成草酸钙。

春笋　豆腐

蘑菇春笋汤

时令养生经：春笋搭配口蘑、上海青一起食用，可以开胃、促进消化、增强食欲，适合雨水时节食用。

原料： 口蘑 40 克，春笋 150 克，上海青 100 克，姜片少许

调料： 盐 3 克，鸡粉、食用油各适量

做法：

1 洗净的上海青切去部分叶子，装盘；洗净的春笋切成段，装盘；洗净的口蘑切成片，装盘。

2 锅中注水烧开，加盐、油、上海青，煮约1分钟，捞出。

3 倒入春笋，煮约半分钟，加入口蘑，煮约1分钟，捞出。

4 用锅起油，倒入姜片爆香，注水，煮沸，倒入春笋、口蘑。

5 加入盐、鸡粉，煮约1分钟，将煮好的汤盛入碗中，放入焯好的上海青即可。

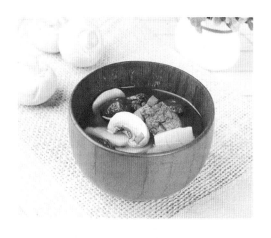

油焖春笋

原料： 春笋 160 克，彩椒、葱花各适量

调料： 盐 2 克，白糖少许，生抽 4 毫升，水淀粉、食用油各适量

做法：

1 去皮洗净的春笋切块，洗净的彩椒切粗丝。

2 春笋、彩椒均焯水至断生。

3 用油起锅，倒入焯过水的食材，注水，加入盐、白糖、生抽，拌匀，盖盖，焖煮至食材入味。

4 揭盖，用大火收汁，倒入水淀粉勾芡；盛出菜肴，装盘，撒上葱花即成。

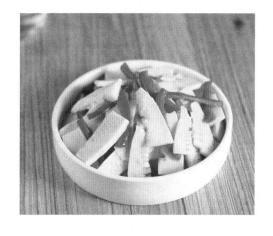

时令养生经：油焖春笋可开胃健脾、增强免疫力，适合肥胖和习惯性便秘者食用。

三、惊蛰——春雷回暖，增强免疫力

胡萝卜 消除皮肤干燥

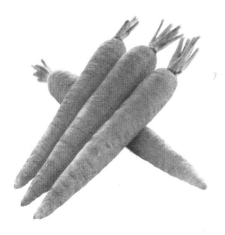

【胡萝卜什么节气吃最好？】惊蛰 | 春分 | 清明 |

胡萝卜性平味甘，颇适合惊蛰、春分、清明时节搭配各种食材下厨煮制成佳肴。

性味： 性平，味甘
归经： 归肝、肺、脾、胃经
选购秘诀： 形体圆直不开叉或断裂，根须少
保存技巧： 在包装胡萝卜的袋子上刺小洞，帮助空气流通

胡萝卜性平味甘，适合各种体质的人食用，其成分中含有极丰富的胡萝卜素。

胡萝卜素可以在体内转换成维生素A，加强视力、保护视觉；还含有很高的纤维素和硒元素；并富含蛋白质、脂肪、糖类、维生素B_3和草酸等营养物质，可以修护和巩固细胞膜，维持呼吸道顺畅，保护气管和肺部。胡萝卜素还能够刺激干扰素的活性，提高人体的免疫力，起到抗氧化作用，而适量的胡萝卜素，更能减少癌症和慢性疾病的发作。

▶ **搭配宜忌**

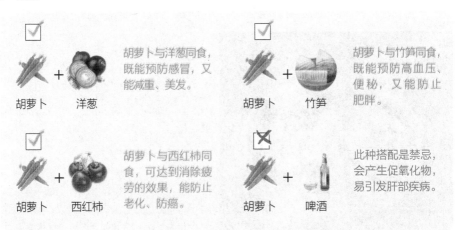

✓ 胡萝卜 + 洋葱　胡萝卜与洋葱同食，既能预防感冒，又能减重、美发。

✓ 胡萝卜 + 竹笋　胡萝卜与竹笋同食，既能预防高血压、便秘，又能防止肥胖。

✓ 胡萝卜 + 西红柿　胡萝卜与西红柿同食，可达到消除疲劳的效果，能防止老化、防癌。

✗ 胡萝卜 + 啤酒　此种搭配是禁忌，会产生促氧化物，易引发肝部疾病。

胡萝卜酸奶

时令养生经：胡萝卜搭配酸奶，能够促进机体生长、保持视力正常、防治干眼症。

原料： 去皮胡萝卜 200 克，酸奶 120 克，柠檬汁 30 毫升

做法：

1. 洗净去皮的胡萝卜切成小块，待用。

2. 榨汁机中倒入胡萝卜。

3. 加入酸奶、柠檬汁，再倒入凉开水。

4. 盖盖，榨约20秒成蔬果汁。

5. 揭开盖子，将蔬果汁倒入杯中即可。

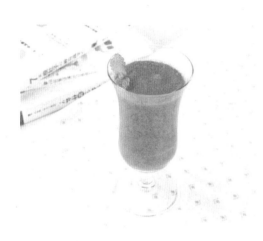

粉蒸胡萝卜丝

原料： 胡萝卜 300 克，蒸肉米粉 80 克，黑芝麻 10 克，蒜末、葱花各少许

调料： 盐 2 克，芝麻油 5 毫升

做法：

1. 洗净去皮的胡萝卜切丝。

2. 取碗，倒入胡萝卜丝，加盐、蒸肉米粉，搅拌，装蒸盘中。

3. 蒸锅烧开，放蒸盘，蒸至入味。

4. 掀开锅盖，将胡萝卜丝取出。

5. 将蒸好的胡萝卜丝装碗，加蒜末、葱花、黑芝麻、芝麻油，搅匀，装盘即可。

时令养生经：粉蒸胡萝卜丝可以保护视力、增强免疫力，适合高血压、夜盲症、干眼症患者食用。

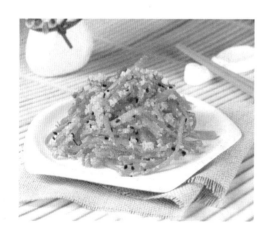

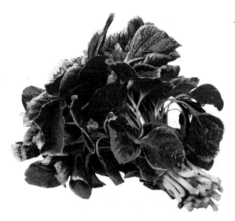

苋菜 　清肝解毒

|【苋菜什么节气吃最好？】惊蛰 | 春分

苋菜性凉味甘，长于清利湿热、清肝解毒、凉血散瘀，适合惊蛰和春分时节食用。

性味： 性凉，味甘

归经： 归肺、大肠经

选购秘诀： 除了叶片完整，白苋菜越翠绿越好，红苋菜则是越紫红越佳，枝梗最好肥厚细嫩

保存技巧： 已去除根部的苋菜用报纸包裹冷藏，可保存约 2 天

苋菜是夏季时令佳蔬，有"长寿菜"之称。

富含铁和钙的苋菜，因为不含草酸，其所含的钙、铁进入人体后很容易被吸收利用；因此，苋菜能促进小儿的生长发育，对牙齿和骨骼的生长有加速的作用，同时也适宜妇女和老年人食用。

苋菜性凉味甘，常常被用来清利湿热、凉血散瘀，对于湿热所致的赤白痢疾，以及肝火上炎所致的目赤、咽喉红肿等病症，有治疗作用，但不可多食，否则反而会造成脾胃虚寒而伤身。

▶ **搭配宜忌**

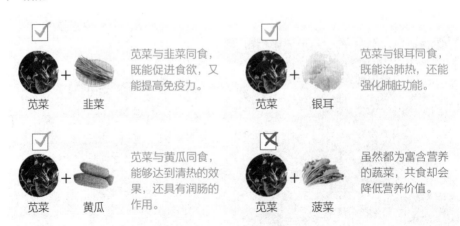

苋菜与韭菜同食，既能促进食欲，又能提高免疫力。

苋菜与银耳同食，既能治肺热，还能强化肺脏功能。

苋菜与黄瓜同食，能够达到清热的效果，还具有润肠的作用。

虽然都为富含营养的蔬菜，共食却会降低营养价值。

椒丝炒苋菜

时令养生经：椒丝炒苋菜具有清热解毒、明目利咽、增强体质的功效，对降低血糖也大有裨益，糖尿病患者可以常食。

原料： 苋菜 150 克，彩椒 40 克，蒜末少许

调料： 盐 2 克，鸡粉 2 克，水淀粉、食用油各适量

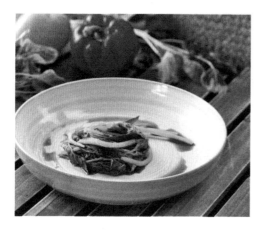

做法：

1 洗净的彩椒切成丝，装入盘中，备用。

2 用油起锅，放入蒜末，爆香，倒入择洗净的苋菜，翻炒至其熟软。

3 放入彩椒丝、盐、鸡粉，炒匀调味。

4 倒入适量水淀粉勾芡。

5 将炒好的菜盛出，装入盘中即可。

上汤苋菜

原料： 苋菜 300 克，皮蛋 1 个，咸蛋 1 个，上汤 300 毫升，蒜片少许

调料： 盐 3 克，鸡粉、食用油各适量

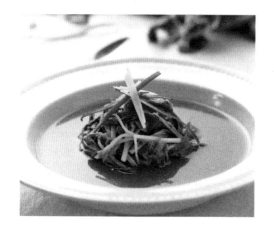

做法：

1 将煮熟的咸蛋去壳，切成小块；将皮蛋去壳，切成小块。

2 锅中注水烧开，加食用油、盐、苋菜，煮熟，捞出。

3 用油起锅，放入蒜片，爆香。

4 加入上汤、皮蛋、咸蛋、盐、鸡粉。

5 用锅勺拌匀，煮沸，把汤料浇在苋菜上即可。

时令养生经：苋菜搭配皮蛋、咸蛋，可以促进凝血，增加血红蛋白含量并提高携氧能力，促进造血。

甘草 〈 健胃消食

| 【甘草什么节气吃最好？】惊蛰 |

甘草补脾益气，适宜惊蛰时节食用。

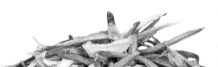

性味： 性平，味甘
归经： 归十二经
选购秘诀： 以外皮细紧、色红棕、质坚实、断面黄白色、粉性足、味甜者为佳
保存技巧： 置于通风干燥处保存

甘草有解毒、祛痰、止痛、解痉以及抗癌等药理作用。在中医上，甘草补脾益气、止咳润肺、缓急解毒、调和百药。

临床应用分"生用"与"蜜炙"之别。生用主治咽喉肿痛、痈疽疮疡、胃肠道溃疡以及药毒、食物中毒等；蜜炙主治脾胃功能减退、大便溏薄、乏力发热以及咳嗽、心悸等。

▶ **搭配宜忌**

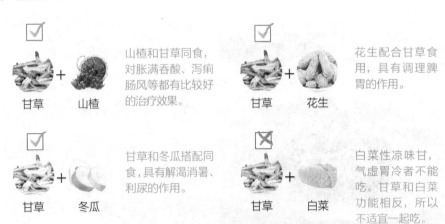

甘草 + 山楂　山楂和甘草同食，对胀满吞酸、泻痢肠风等都有比较好的治疗效果。

甘草 + 花生　花生配合甘草食用，具有调理脾胃的作用。

甘草 + 冬瓜　甘草和冬瓜搭配同食，具有解渴消暑、利尿的作用。

甘草 + 白菜　白菜性凉味甘，气虚胃冷者不能吃。甘草和白菜功能相反，所以不适宜一起吃。

三豆甘草粥

时令养生经：三豆甘草粥能够帮助肠道蠕动，使体内胀气与毒素顺利排除，能改善便秘，适宜惊蛰时节食用。

原料： 水发红豆 80 克，水发黑豆 100 克，水发大米 150 克，青豆 15 克，甘草 5 克

调料： 白糖适量

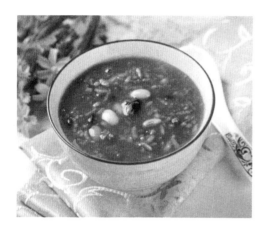

做法：

1. 砂锅中注入清水烧热，倒入甘草、红豆、黑豆。

2. 盖上锅盖，烧开后转小火煮30分钟。

3. 揭开锅盖，倒入洗好的大米、青豆。

4. 盖上锅盖，用小火煮50分钟至食材熟透。

5. 揭开锅盖，放入白糖，拌至食材入味，将煮好的粥盛入碗中即可。

桂花甘草姜茶

原料： 甘草 30 克，桂花 25 克，甘姜 10 克

调料： 盐 2 克

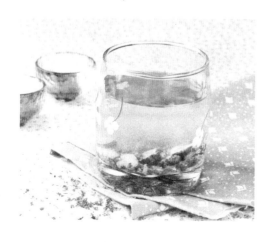

做法：

1. 砂锅注水烧开，倒入洗净的甘草、桂花、甘姜，拌匀。

2. 加盖，煮至析出有效成分。

3. 关火后闷5分钟。

4. 揭盖，加入盐。

5. 搅拌至盐溶化，盛出煮好的茶，装入杯中即可。

时令养生经：甘草搭配桂花、甘姜，适合十二指肠溃疡者和神经衰弱者食用。

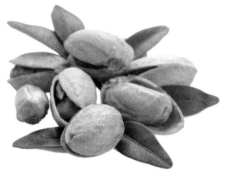

开心果

缓解身体疲劳

| 【开心果什么节气吃最好？】雨水 | 惊蛰 | 春分 |

惊蛰时节雷声隆隆响，适量吃一些开心果可以温肾暖脾。

性味：性温，无毒，味辛、涩
归经：归脾、肺经
选购秘诀：果实饱满，果壳呈奶白色，果衣呈深紫色，果仁为翠绿色，开口率高的
保存技巧：放在冷冻、密封的容器里保存

开心果是高营养的食品，其紫红色的果衣含有花青素，而翠绿色的果仁中则含有丰富的叶黄素，不仅抗氧化，而且可以保护视网膜，能有效缓解视疲劳。

含有丰富油脂的开心果，有润肠通便的作用，利于机体排毒。除此之外，它更富含精氨酸，还含有盐酸、泛酸、矿物质等，可以预防动脉硬化的发生，有助于降低血脂、降低心脏病发作的危险，并能增进性欲。

开心果还可温肾暖脾、理气开郁、调中顺气，对于神经衰弱、水肿贫血、营养不良、慢性泻痢等病症，具有辅助治疗的作用。

▶ **搭配**宜忌

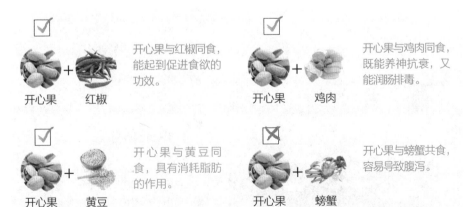

开心果与红椒同食，能起到促进食欲的功效。

开心果 ＋ 红椒

开心果与鸡肉同食，既能养神抗衰，又能润肠排毒。

开心果 ＋ 鸡肉

开心果与黄豆同食，具有消耗脂肪的作用。

开心果 ＋ 黄豆

开心果与螃蟹共食，容易导致腹泻。

开心果 ＋ 螃蟹

枸杞开心果豆浆

时令养生经：开心果搭配枸杞、黄豆，可以增强免疫力、保护肝脏、明目祛风，适宜惊蛰时节食用。

原料： 枸杞 10 克，开心果 8 克，水发黄豆 50 克

调料： 白糖适量

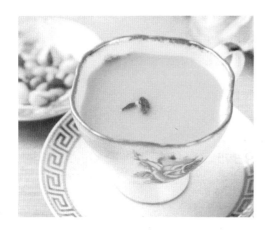

做法：

1. 将已浸泡8小时的黄豆倒入碗中，加水，搓洗，倒入滤网，沥干。

2. 把洗好的黄豆倒入豆浆机中，放入洗好的枸杞、开心果，加白糖、清水至水位线即可。

3. 盖上豆浆机机头，选择"五谷"程序，开始打浆，待豆浆机运转约15分钟，即成豆浆。

4. 把煮好的豆浆倒入滤网，滤取豆浆。

5. 将豆浆倒入杯中，用汤匙捞去浮沫，待稍微放凉后即可饮用。

开心果西红柿炒黄瓜

原料： 开心果果仁 55 克，黄瓜 90 克，西红柿 70 克

调料： 盐 2 克，橄榄油适量

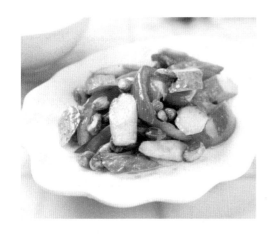

做法：

1. 洗净的黄瓜去瓜瓤，再斜刀切段；洗好的西红柿切小瓣。

2. 煎锅置火上，淋入橄榄油烧热，倒入黄瓜段，炒透。

3. 放入西红柿，翻炒至变软。

4. 加盐，炒匀，撒开心果果仁。

5. 炒至入味，盛出炒好的菜肴即可。

时令养生经：开心果西红柿炒黄瓜可以抗衰老、增强体质、温肾暖脾、补益虚损。

四、春分——昼夜对分，防止春困

菠菜 消除便秘

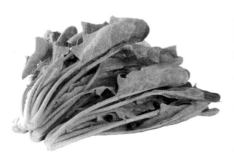

|【菠菜什么节气吃最好？】惊蛰|春分|清明|

菠菜可以疏肝养血，还可清热润燥，尤其适宜在惊蛰、春分和清明这三个节气当中食用。

性味： 性凉，味甘
归经： 归大肠、胃经
选购秘诀： 根与茎均短小，且根部呈鲜红色
保存技巧： 清洗后将水分沥干，用纸巾包起来，装入袋中，放进冰箱冷藏，根部朝下保存

菠菜富含维生素B_1、维生素B_2以及胡萝卜素和叶酸，能使皮肤红润光亮，促进成长中的细胞发育，也能改善缺铁性贫血，是中年、更年期女性最适合的养颜、保健蔬菜。成分中的叶酸能保护胎儿神经系统正常发育，也是孕妇营养来源的要素之一。

菠菜中含有与胰岛素作用相似的物质，可改善糖尿病症状、协助血糖稳定。成分中的植物粗纤维含量很多，除了可促进肠道蠕动之外，还能帮助排便。

▶ **搭配宜忌**

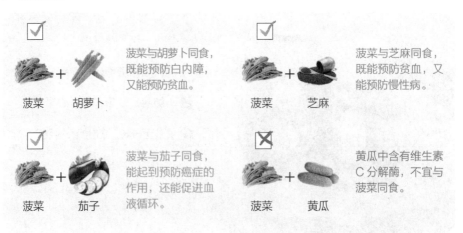

菠菜 + 胡萝卜　菠菜与胡萝卜同食，既能预防白内障，又能预防贫血。

菠菜 + 芝麻　菠菜与芝麻同食，既能预防贫血，又能预防慢性病。

菠菜 + 茄子　菠菜与茄子同食，能起到预防癌症的作用，还能促进血液循环。

菠菜 + 黄瓜　黄瓜中含有维生素C分解酶，不宜与菠菜同食。

糖醋菠菜

时令养生经：糖醋菠菜可以行气补血、促进食欲，适合伤风感冒、寒性痛经者食用。

原料： 菠菜 280 克，姜丝 25 克，干辣椒丝 10 克

调料： 白糖 2 克，白醋 10 毫升，盐、食用油、花椒粒各适量

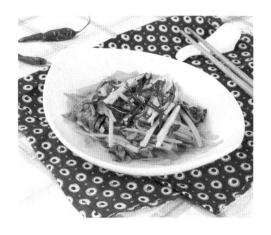

做法：

1 洗好的菠菜去除根部，切段。

2 锅中注入清水大火烧开，倒入菠菜段，焯至断生，捞出，沥干水分。

3 将菠菜段装入盘中，铺上姜丝、干辣椒丝。

4 锅中注入少量清水，加入盐、白糖、白醋，拌匀成糖醋汁，将调好的糖醋汁浇在菠菜上。

5 另起锅注入食用油，倒入花椒粒爆香，炸好后将花椒粒捞出，将热油浇在菠菜上即可。

菠菜拌胡萝卜

原料： 胡萝卜 85 克，菠菜 200 克，蒜末、葱花各少许

调料： 盐 3 克，鸡粉 2 克，生抽 6 毫升，芝麻油 2 毫升，食用油少许

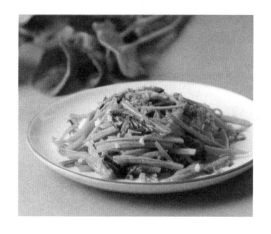

做法：

1 胡萝卜切丝；菠菜去根，切段。

2 锅中注水烧开，加油、盐、胡萝卜，焯约1分钟，再倒入菠菜，焯至熟软，捞出，沥水。

3 焯好的食材装碗，撒蒜末、葱花。

4 加盐、鸡粉、生抽、芝麻油，拌至食材入味。

5 取盘子，盛入拌好的食材，摆好即成。

时令养生经：菠菜搭配胡萝卜，可以通便清热、理气补血，高血压患者适量食用菠菜，对于控制血压也有一定的作用。

豌豆　抗菌消炎

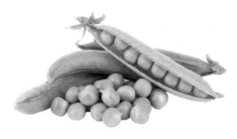

【豌豆什么节气吃最好？】春分 | 清明

豌豆清燥热又利湿气，最适合春分和清明时节食用。

性味：性平，味甘

归经：归脾、胃经

选购秘诀：豆荚扁平、鲜绿细嫩、豆粒部位凸出、外表无病虫害斑点者为佳

保存技巧：用袋子装着放进冷藏室，可存放数日

豌豆含有蛋白质、脂肪、糖、磷、铁、胡萝卜素、维生素B_1、维生素B_2，能健脾和胃、降低胆固醇。

豌豆又富含维生素C，能美白润肤、促进肠胃功能、增强身体抵抗力。此外，它亦能解除体内积存的病毒，达到通便止泻的功用。

豌豆的嫩叶富含维生素，能分解体内的亚硝胺，具有抗癌、防癌的功用。豌豆所含的营养物质，具有增强新陈代谢的功能。

▶ **搭配**宜忌

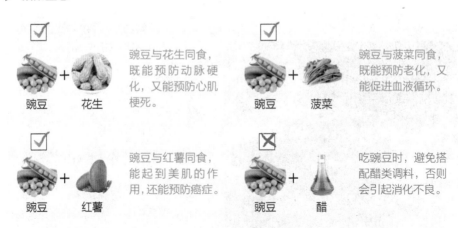

☑ 豌豆 ＋ 花生　豌豆与花生同食，既能预防动脉硬化，又能预防心肌梗死。

☑ 豌豆 ＋ 菠菜　豌豆与菠菜同食，既能预防老化，又能促进血液循环。

☑ 豌豆 ＋ 红薯　豌豆与红薯同食，能起到美肌的作用，还能预防癌症。

☒ 豌豆 ＋ 醋　吃豌豆时，避免搭配醋类调料，否则会引起消化不良。

灵芝豌豆

时令养生经：灵芝豌豆可以增强免疫力、助消化、温中补气。

原料： 豌豆 120 克，彩椒丁 15 克，灵芝、姜片、葱白各少许

调料： 盐 2 克，白糖 2 克，水淀粉 10 毫升，胡椒粉、食用油各适量

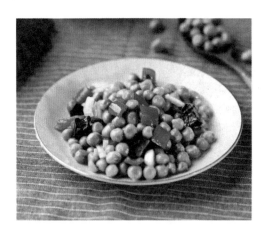

做法：

1 锅中注水烧开，倒入洗净的豌豆、灵芝，拌匀，加入盐，煮约半分钟，捞出，沥干水分。

2 取碗，加入盐、白糖、水淀粉、胡椒粉，制成味汁。

3 用油起锅，倒入姜片、葱白，爆香。

4 放入彩椒丁，炒匀，再加入焯过水的材料，炒匀。

5 倒入味汁，炒匀，盛出炒好的菜肴即可。

松子豌豆炒干丁

原料： 香干 300 克，彩椒 20 克，松仁 15 克，豌豆 120 克，蒜末少许

调料： 盐 3 克，鸡粉 2 克，料酒 4 毫升，生抽 3 毫升，水淀粉、食用油各少许

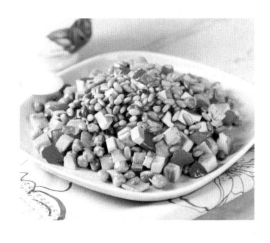

做法：

1 洗净的香干切成小丁块，洗好的彩椒切成小块。

2 香干、豌豆均焯水至断生。

3 将松仁炸至呈金黄色，捞出。

4 锅底烧热，倒入蒜末，爆香，倒入焯过水的材料，炒匀，加盐、鸡粉、料酒，炒约1分钟。

5 加生抽、水淀粉，炒熟，盛出点缀上松仁即可。

时令养生经：豌豆搭配彩椒、松仁、香干，可保持血管弹性、健脑益智，适合身体虚弱和营养不良者食用。

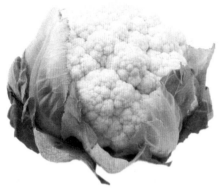

花菜  通便宽肠

| 【花菜什么节气吃最好？】雨水 | 惊蛰 | 春分 |

花菜可补肾壮骨、补脾和胃，特别适宜雨水、惊蛰和春分时节食用。

性味： 性凉，味甘

归经： 归胃、肝、肺经

选购秘诀： 花球周边未散开，无毛花的为佳

保存技巧： 花菜最好即买即吃，即使温度适宜，也尽量避免存放三天以上

花菜能刺激细胞，能分泌对机体有助益的抗癌活性酶，加强细胞微粒体氧化酶系统，分解进入人体内的致癌物，对于防止多种癌症能达到极大的功效。

花菜中含有多种吲哚衍生物，此化合物可降低人体体内雌激素水平，预防乳腺癌的发生。

此外，花菜中提取的一种物质叫萝卜子素，有提高肝脏解毒酶活性的作用，如果能够长期食用花菜，可以提高机体免疫力，减少直肠癌、胃癌的发病概率。而富含纤维素的花菜，也是每日三餐蔬菜的好选择，可以增加排便，防止便秘。

▶ **搭配**宜忌

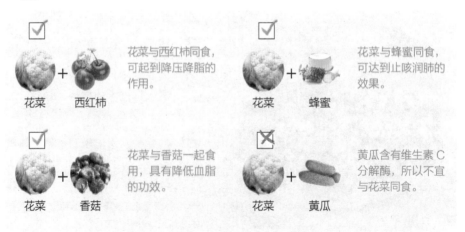

花菜 ＋ 西红柿 ☑ 花菜与西红柿同食，可起到降压降脂的作用。

花菜 ＋ 蜂蜜 ☑ 花菜与蜂蜜同食，可达到止咳润肺的效果。

花菜 ＋ 香菇 ☑ 花菜与香菇一起食用，具有降低血脂的功效。

花菜 ＋ 黄瓜 ☒ 黄瓜含有维生素C分解酶，所以不宜与花菜同食。

凉拌花菜

时令养生经：凉拌花菜可以增强免疫力、保护视力、补脾和胃，适合肢体痿软、耳鸣健忘、脾胃虚弱者食用。

原料： 花菜 300 克，蒜末、葱花各少许

调料： 盐 2 克，鸡粉 3 克，辣椒油适量

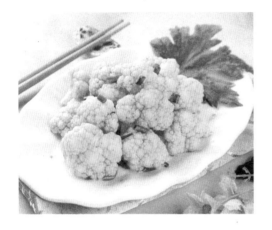

做法：

1　锅中注入适量清水烧开，倒入处理好的花菜，焯约1分钟至其断生。

2　关火后将焯好的花菜捞出，装入碗中。

3　倒入适量清水，待其冷却后，倒出凉水。

4　加入蒜末、葱花，放入盐、鸡粉、辣椒油，拌匀。

5　盛入备好的盘中，撒葱花即可。

草菇花菜炒肉丝

原料： 草菇 70 克，彩椒 20 克，花菜 180 克，猪瘦肉 240 克，姜片、蒜末、葱段各少许

调料： 盐 3 克，生抽 4 毫升，料酒 8 毫升，蚝油、水淀粉、食用油各适量

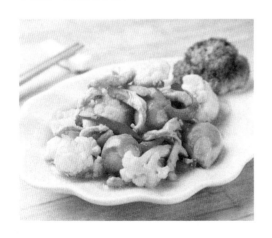

做法：

1　草菇对半切开，彩椒切丝，花菜切小朵，洗净的猪瘦肉切丝。

2　猪瘦肉装碗，加料酒、盐、水淀粉、食用油，腌渍至其入味。

3　草菇、花菜、彩椒均焯水。

4　用油起锅，倒入肉丝、姜片、蒜末、葱段，炒香。

5　倒入焯过水的食材，加盐、生抽、料酒、蚝油、水淀粉，炒熟即可。

时令养生经：花菜搭配草菇、彩椒，可以清热解渴、增强免疫力、利尿通便，适合糖尿病患者食用。

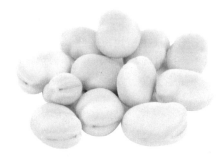

蚕豆 强身健体

【蚕豆什么节气吃最好？】春分 | 惊蛰 | 谷雨 |

蚕豆健脾消肿，适合惊蛰、春分和谷雨时节食用。

性味： 性平，味甘
归经： 归脾、胃经
选购秘诀： 豆子顶端有像有指甲一样的月牙形，并呈浅绿色，说明蚕豆很嫩，可以带壳吃
保存技巧： 用水煮好，然后放到冰箱冷冻，想吃时拿出来烹调，味道一样好

蚕豆具有高营养价值，味道鲜美，又称为胡豆，可以热炒、煮鲜汤或制成蚕豆酥。蚕豆蛋白质的含量仅次于大豆，热量低于其他豆类，可说是高营养、低热量的豆类食品，很适合减肥者和心血管疾病患者食用。

蚕豆能够强健脾脏，改进肾脏的功能，保护眼睛，使视力恢复正常。常吃蚕豆，还可以达到利尿并消除小便不畅顺的症状；尤其是脚气与腿部水肿也都可以改善，要留意的是蚕豆不能生吃，过敏性体质者或蚕豆症的患者要谨慎食用。

▶ **搭配宜忌**

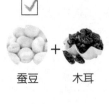

蚕豆　　木耳

蚕豆与木耳同食，既能预防动脉硬化心脏病，又能增强肝脏功能。

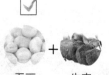

蚕豆　　牛肉

蚕豆与牛肉同食，既能预防贫血，又能消除疲劳、增强体力。

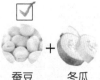

蚕豆　　冬瓜

蚕豆与冬瓜同食，能起到预防肾脏病的作用，还能利尿、消除肿胀。

蚕豆　　菠菜

蚕豆应避免与菠菜一起进食，否则会大大降低营养价值。

枸杞拌蚕豆

时令养生经：枸杞拌蚕豆可以养心滋肾、补虚益精、清热明目，适宜春分时节食用。

原料： 蚕豆 400 克，枸杞 20 克，香菜 10 克，蒜末 10 克

调料： 盐 1 克，生抽 5 毫升，陈醋 5 毫升，辣椒油适量

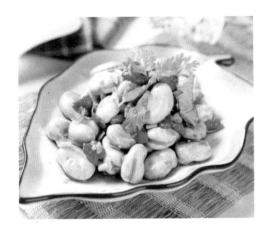

做法：

1 锅内注水，加入盐、蚕豆、枸杞，拌匀，加盖，用大火煮开后转小火续煮30分钟至熟软。

2 揭盖，捞出煮好的蚕豆、枸杞，装碗待用。

3 另起锅，倒入辣椒油，放入蒜末，爆香。

4 加入生抽、陈醋，拌匀，制成酱汁。

5 将酱汁倒入蚕豆和枸杞中，拌匀，将拌好的菜肴装在盘中，撒上香菜点缀即可。

蚕豆芝麻奶昔

原料： 蚕豆 30 克，芝麻糊 60 克，酸奶 80 克，牛奶 50 毫升

调料： 黑糖 10 克

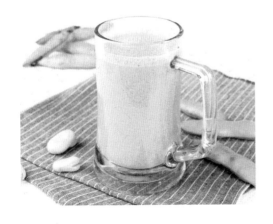

做法：

1 蚕豆放沸水焯至断生。

2 放凉的蚕豆切开，去皮。

3 把蚕豆放榨汁机中，倒入酸奶、牛奶、芝麻糊、黑糖。

4 盖上盖，启动榨汁机，榨约30秒成奶昔。

5 揭开盖，将奶昔倒入杯中即可。

时令养生经：蚕豆可搭配芝麻、牛奶、酸奶用来补充钙质，这道饮品具有强化肝肾功能、增强体质的作用。

黄豆芽

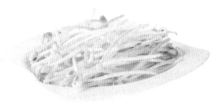

> ## 利尿解毒

| 【黄豆芽什么节气吃最好？】春分 | 清明 |

黄豆芽清热利湿，适合春分和清明时节食用。

性味： 性寒，味苦

归经： 归脾、胃、膀胱经

选购秘诀： 选顶芽大、茎长、有须根的豆芽

保存技巧： 豆芽质地娇嫩，含水量大，一般保存起来有两种方法，一种是用水浸泡保存，另一种是放入冰箱冷藏

　　黄豆芽的蛋白质利用率较黄豆要提高10%左右，黄豆在发芽的过程中，更多的营养元素被释放出来，利于人体吸收。与黄豆一样，黄豆芽也有滋润清热之效。如因热证导致口干舌燥、咽喉疼痛者食用，能起到清肺热、除黄痰、滋润内脏之功效。

　　春天是维生素B_2缺乏症的多发季节，多吃些黄豆芽可以有效地防治维生素B_2缺乏症。黄豆芽能减少体内乳酸堆积，可治疗神经衰弱、消除疲劳。黄豆芽还能保护皮肤和毛细血管，防止小动脉硬化，防治老年高血压。

　　黄豆芽还是美容食品，常吃黄豆芽能营养毛发，使头发保持乌黑光亮，对面部雀斑有较好的淡化效果。吃黄豆芽对青少年生长发育、预防贫血等大有好处。

▶ 搭配宜忌

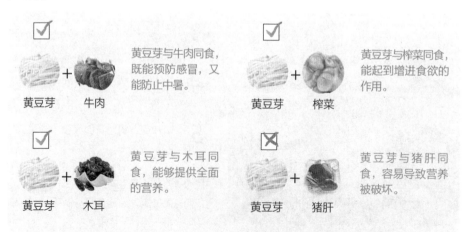

黄豆芽　＋　牛肉
黄豆芽与牛肉同食，既能预防感冒，又能防止中暑。

黄豆芽　＋　榨菜
黄豆芽与榨菜同食，能起到增进食欲的作用。

黄豆芽　＋　木耳
黄豆芽与木耳同食，能够提供全面的营养。

黄豆芽　＋　猪肝
黄豆芽与猪肝同食，容易导致营养被破坏。

黄豆芽拌海带

时令养生经：黄豆芽拌海带可以开胃、助消化、改善内分泌失调，适合肥胖和便秘者食用。

原料： 黄豆芽120克，海带300克，胡萝卜50克，蒜末、葱花各少许

调料： 盐5克，鸡粉2克，白糖3克，生抽2毫升，陈醋3毫升，芝麻油2毫升，食用油适量

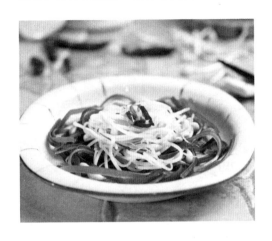

做法：

1. 洗净的海带切成丝，去皮洗净的胡萝卜切成丝。

2. 锅中注水烧开，放入食用油、盐、胡萝卜、黄豆芽，拌匀，焯半分钟。

3. 下入海带，焯1分钟至熟，把锅中焯好的食材捞出，装入碗中。

4. 加入盐、鸡粉、白糖、生抽、陈醋、蒜末、葱花、芝麻油，搅拌匀。

5. 将拌好的食材盛出装盘即可。

小白菜炒黄豆芽

原料： 小白菜120克，黄豆芽70克，红椒25克，蒜末、葱段各少许

调料： 盐2克，鸡粉2克，水淀粉、食用油各适量

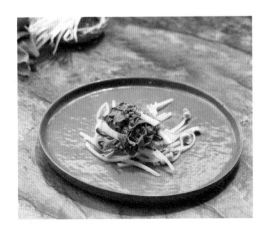

做法：

1. 洗净的小白菜切成段；洗好的红椒去籽，切成丝。

2. 用油起锅，放入蒜末，爆香。

3. 倒入黄豆芽、小白菜、红椒，炒至熟软。

4. 加入盐、鸡粉，炒匀调味。

5. 放入葱段、水淀粉，炒出葱香味，将锅中材料盛出，装盘即可。

时令养生经：黄豆芽搭配小白菜能促进胃肠蠕动，还具有降血糖的功效。

五、清明——草木萌生，疏肝解郁

小米  滋阴养血

| **【小米什么节气吃最好？】清明 | 谷雨 | 立夏 |**

清明至立夏时节，天气温燥，多喝小米粥能健脾除燥。

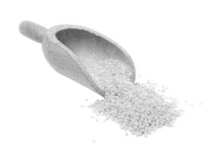

性味：性凉，味甘、咸；陈者性寒，味苦
归经：归脾、肾经
选购秘诀：金黄、清香、无碎渣
保存技巧：贮存于低温干燥避光处

小米熬粥营养价值丰富，有"代参汤"之美称，许多妇女在生育后，都会利用加了红糖的小米粥来调养身体。小米是女性不可多得的好食材，能让产妇的寒凉体质得到调养，帮助她们逐渐地恢复生产之前的体力。

此外，小米中含有类雌激素物质，为了美容可以多吃小米，它具有抚平皱纹、减轻色斑、延缓衰老等功效。

小米中蕴含丰富的维生素B_2，对会阴瘙痒、阴唇皮炎和白带过多等妇科病，有良好的预防作用。

▶ **搭配宜忌**

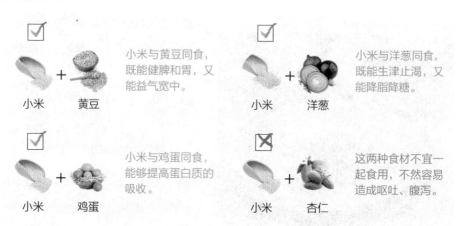

小米 ☑ 黄豆 小米与黄豆同食，既能健脾和胃，又能益气宽中。

小米 ☑ 洋葱 小米与洋葱同食，既能生津止渴，又能降脂降糖。

小米 ☑ 鸡蛋 小米与鸡蛋同食，能够提高蛋白质的吸收。

小米 ☒ 杏仁 这两种食材不宜一起食用，不然容易造成呕吐、腹泻。

黑米小米豆浆

时令养生经：黑米小米豆浆可以滋阴补肾、健脾暖肝、益气活血、养肝明目，适合清明时节食用。

原料： 水发黑米 20 克，水发小米 20 克，水发黄豆 45 克

做法：

1. 将黄豆、小米、黑米倒入碗中，加入水，搓洗，倒入滤网，沥干。

2. 把黄豆、黑米、小米倒入豆浆机中，注水至水位线即可。

3. 盖上豆浆机机头，选择"五谷"程序，开始打浆，待豆浆机运转约20分钟，即成豆浆。

4. 将豆浆机断电，把煮好的豆浆倒入滤网，滤取豆浆。

5. 把滤好的豆浆倒入碗中，用汤匙捞去浮沫，待稍微放凉后即可饮用。

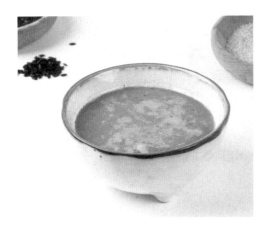

山药枸杞小米粥

原料： 水发小米 100 克，山药 150 克，枸杞少许

调料： 冰糖 20 克

做法：

1. 将去皮洗净的山药切开，再切成块。

2. 砂锅中注水烧开，倒入山药块，放入洗净的小米，拌匀。

3. 盖上盖，煮至食材熟透。

4. 揭盖，撒上枸杞和冰糖，拌匀，煮至糖分溶化。

5. 关火后盛出煮好的小米粥，装入碗中即成。

时令养生经：小米搭配山药、枸杞，可以养肾气、去胃热、保护皮肤、延缓衰老，适合糖尿病患者和病后虚弱者食用。

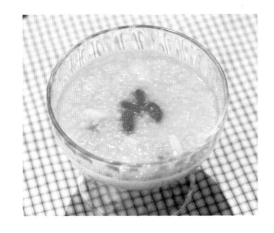

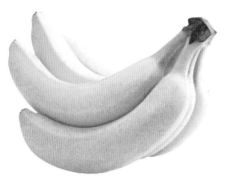

香蕉 提高免疫力

| **【香蕉什么节气吃最好？】清明 | 谷雨** |

香蕉被称为快乐水果，适合清明和谷雨时节食用。

性味： 性寒，味甘

归经： 归脾、胃经

选购秘诀： 以果实肥大、果皮外缘棱线不明显、明亮饱满、表面有棕色斑点者为佳

保存技巧： 用纸包裹储存直至熟透

香蕉的B族维生素含量高，能够舒缓神经系统、稳定情绪、减轻压力感，达到镇静效果。

香蕉中的钾能降低体内钠离子摄取量，使血压降低，丰富的果胶和膳食纤维能促进消化，保持肠道健康，协助肠内环境净化。

香蕉中所含的生物碱能振奋精神、增加信心，食用香蕉后能迅速补充体力。常吃香蕉能增加摄取食物的满足感，而香蕉所含的热量也很低，是日常理想的健康水果。

▶ **搭配宜忌**

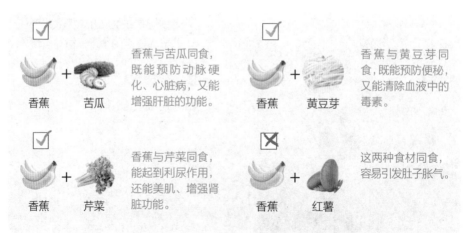

香蕉　苦瓜　香蕉与苦瓜同食，既能预防动脉硬化、心脏病，又能增强肝脏的功能。

香蕉　黄豆芽　香蕉与黄豆芽同食，既能预防便秘，又能清除血液中的毒素。

香蕉　芹菜　香蕉与芹菜同食，能起到利尿作用，还能美肌、增强肾脏功能。

香蕉　红薯　这两种食材同食，容易引发肚子胀气。

苹果香蕉豆浆

时令养生经：香蕉搭配苹果、黄豆，可以维持体内酸碱平衡、清肠热，适合减肥者和胃炎患者食用。

原料： 苹果 30 克，香蕉 20 克，水发黄豆 50 克

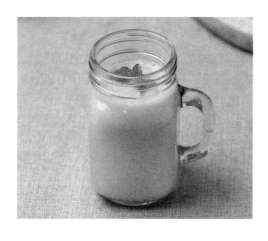

做法：

1. 洗净的苹果去核，切块；香蕉剥去皮，切成片。

2. 将黄豆倒入碗中，注水，用手搓洗干净，倒入滤网，沥干水分。

3. 把黄豆、苹果、香蕉放豆浆机中，注入清水，至水位线即可。

4. 盖上豆浆机机头，选择"五谷"程序，开始打浆，待豆浆机运转约15分钟，即成豆浆。

5. 把煮好的豆浆倒入滤网，滤取豆浆，将滤好的豆浆倒入杯中即可。

芦笋香蕉奶昔

原料： 芦笋 2 根，香蕉 50 克，酸奶 30 克

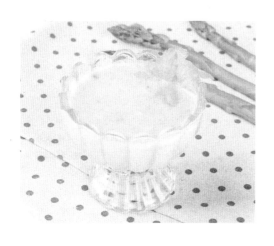

做法：

1. 洗净去皮的芦笋切小段；香蕉去皮，切块。

2. 将切好的芦笋和香蕉倒入榨汁机中。

3. 加入酸奶，再倒入凉开水。

4. 盖上盖，启动榨汁机，榨约15秒成奶昔。

5. 揭开盖，将奶昔倒入杯中即可。

时令养生经：芦笋香蕉奶昔可增强体质、延缓衰老，适合食欲不振和消化不良者食用。

菊花 清肝明目

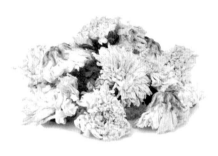

|【菊花什么节气吃最好?】春分|清明|谷雨|

菊花平肝明目、提神醒脑,适合春分、清明和谷雨时节食用。

性味: 性微温,味辛、甘、苦
归经: 归肺、肝经
选购秘诀: 呈球状,闻得到清香
保存技巧: 置阴凉干燥处,密闭保存,防霉,防蛀

　　菊花有黄菊、白菊和野菊花三种。黄菊花味苦,常用于疏散风热;白菊花味甘,多用于平肝明目;野菊花味苦,偏于清热解毒。

　　清明和谷雨时节,高地干燥多风,平地则潮湿多雨,人体肝阳偏亢,易引发高血压或中风等疾病,而菊花能散风热,在这个时候加上一些枸杞或桑叶,作为日常茶类饮品来饮用,对于预防感冒、高血压和脑卒中,皆有良效。

　　菊花清香浓郁,有提神醒脑和缓解视疲劳的作用,经常食用菊花,对脑力工作者和学生有益。但菊花性寒,寒性体质者不宜过量食用。

▶ **搭配宜忌**

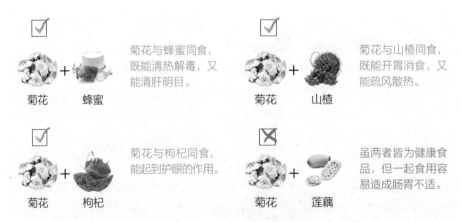

☑ 菊花 + 蜂蜜　菊花与蜂蜜同食,既能清热解毒,又能清肝明目。

☑ 菊花 + 山楂　菊花与山楂同食,既能开胃消食,又能疏风散热。

☑ 菊花 + 枸杞　菊花与枸杞同食,能起到护眼的作用。

☒ 菊花 + 莲藕　虽两者皆为健康食品,但一起食用容易造成肠胃不适。

菊花金银花粥

时令养生经：菊花搭配大米、山楂、金银花，可起到强心、增加冠脉血流量、改善血流循环的作用，有助于稳定血压。

原料： 水发大米 130 克，山楂 50 克，金银花 10 克，菊花 10 克

调料： 盐少许

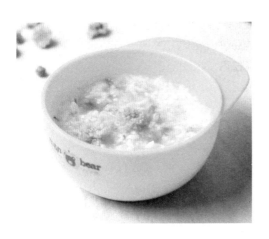

做法：

1 将洗净的山楂去除头尾，去除核，改切成小块。

2 砂锅中注水烧开，倒入洗净的大米，拌匀，撒上菊花、金银花，拌至材料散开，盖上盖，煮约30分钟，至米粒熟软。

3 揭盖，倒入切好的山楂，搅拌匀。

4 盖盖，续煮至食材熟透。

5 取下盖子，加入盐，拌匀调味，拌煮片刻，至米粥入味，盛出煮好的粥，装碗即成。

蜂蜜柠檬菊花茶

原料： 柠檬 70 克，菊花 8 克

调料： 蜂蜜 12 克

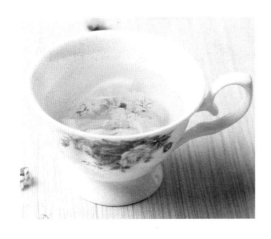

做法：

1 将洗净的柠檬切成片。

2 砂锅中注水烧开，倒入洗净的菊花，撒上柠檬片，拌匀。

3 盖上盖，煮约4分钟，至食材析出营养物质。

4 揭盖，轻轻搅拌一会儿。

5 盛出煮好的茶水，装入杯中，趁热淋入蜂蜜即成。

时令养生经：蜂蜜柠檬菊花茶可以化痰止咳、抗菌消炎，对稳定血压很有益处，比较适合高血压病患者食用。

蒜薹 增进食欲

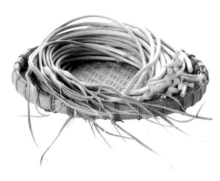

| 【蒜薹什么节气吃最好？】清明 | 谷雨 |

蒜薹杀菌消食，清明和谷雨时节可经常食用。

性味： 性温，味辛
归经： 归脾、胃、肺经
选购秘诀： 浓绿鲜脆，无过老纤维
保存技巧： 冷藏最佳

蒜薹中含有辣素，可以杀减金黄色葡萄球菌、链球菌、痢疾杆菌、大肠杆菌等多种病菌和寄生虫，其杀菌能力已经达到青霉素的十分之一，具有预防流感，防止伤口感染以及驱虫的功效。

蒜薹外皮有丰富的纤维素，可刺激大肠排便，多食用蒜薹能调治便秘和预防痔疮的发生。

蒜薹中的大蒜素和大蒜苷能够降低胃内的亚硝酸盐、增强肝细胞解毒酶的活性，具有较强的抗肿瘤作用。不仅如此，蒜薹还可以有效健脾胃、消食积。

▶ **搭配宜忌**

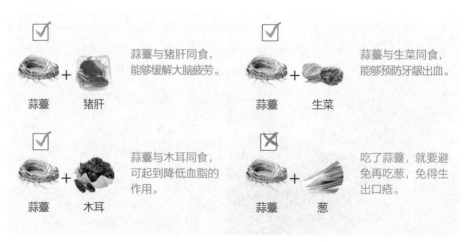

蒜薹 ✓ 猪肝　蒜薹与猪肝同食，能够缓解大脑疲劳。

蒜薹 ✓ 生菜　蒜薹与生菜同食，能够预防牙龈出血。

蒜薹 ✓ 木耳　蒜薹与木耳同食，可起到降低血脂的作用。

蒜薹 ✗ 葱　吃了蒜薹，就要避免再吃葱，免得生出口疮。

蒜薹炒鸭片

时令养生经：蒜薹搭配彩椒、鸭肉，可以增强免疫力、健胃、活血、杀菌、祛寒，适合清明时节食用。

原料： 蒜薹 120 克，彩椒 30 克，鸭肉 150 克，姜片、葱段各少许

调料： 盐 2 克，鸡粉 2 克，白糖 2 克，生抽 6 毫升，料酒 8 毫升，水淀粉 9 毫升，食用油适量

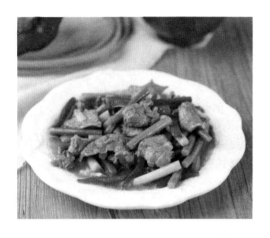

做法：

1 蒜薹切段；彩椒去籽，切细条形；鸭肉去皮，切成小块。

2 鸭肉装碗，加生抽、料酒、水淀粉、油，腌渍至入味。

3 锅中注水烧开，加入食用油、盐、彩椒、蒜薹，拌匀，焯至断生，捞出，沥干水分。

4 用油起锅，放入姜片、葱段，爆香，倒入鸭肉，炒至变色，淋入料酒，炒香。

5 加入焯好的食材，炒匀，加入盐、白糖、鸡粉、生抽、水淀粉，炒至入味即可。

炝拌手撕蒜薹

原料： 蒜薹 300 克，蒜末少许

调料： 老干妈辣椒酱 50 克，陈醋 5 毫升，芝麻油 5 毫升，生抽适量

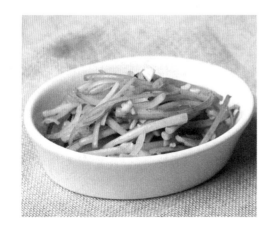

做法：

1 锅中注水烧开，倒入蒜薹，焯至断生，捞出，沥干。

2 取碗，将蒜薹撕成细丝。

3 倒入老干妈辣椒酱、蒜末，搅拌片刻。

4 淋入生抽、陈醋、芝麻油，搅拌片刻。

5 取一个盘子，将拌好的蒜薹倒入即可。

时令养生经：炝拌手撕蒜薹可以杀菌消炎、开胃消食，适合冠心病患者和便秘者食用。

六、谷雨——雨养百谷，祛除湿邪

香椿  润滑肌肤

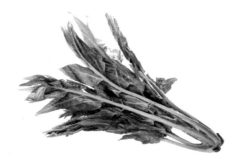

【香椿什么节气吃最好？】春分 | 清明 | 谷雨 |

气味浓郁的春季食材香椿，可以清热祛湿、健脾理气，适合春分、清明、谷雨时节食用。

性味： 性凉，味苦

归经： 归肺、胃、大肠经

选购秘诀： 有光泽，香味浓，纤维少，含油脂较多

保存技巧： 烫好并沥去水分摊开凉凉的香椿，放入冰箱冷冻即可

香椿具有降血脂、降血糖、预防高血压的功能，并能维持胰岛素、血糖的平衡，可增强心脏功能，并改善全身末梢血液循环。它还具有消炎解毒、保护肝脏的功能，能够强健肠部的蠕动，促进排便顺畅，增强免疫力，帮助身体维持正常的血压。

香椿枝干晒干后具有养生功效，香椿根更能收摄伤口、消炎祛痰，香椿树皮则可去除燥热、止痛、止血。

▶ **搭配宜忌**

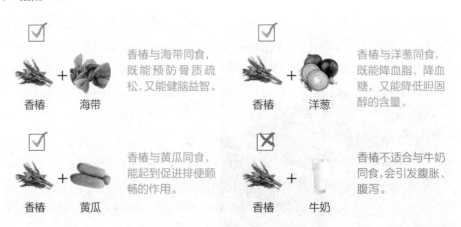

香椿与海带同食，既能预防骨质疏松，又能健脑益智。

香椿与洋葱同食，既能降血脂、降血糖，又能降低胆固醇的含量。

香椿 + 海带

香椿 + 洋葱

香椿与黄瓜同食，能起到促进排便顺畅的作用。

香椿不适合与牛奶同食，会引发腹胀、腹泻。

香椿 + 黄瓜

香椿 + 牛奶

香椿排骨

时令养生经：香椿搭配排骨，可清热利湿、利尿解毒，适合肠炎和痢疾患者食用。

原料： 排骨 200 克，香椿 50 克，鸡蛋 1 个，面粉适量

调料： 胡椒粉、盐、食用油各适量

做法：

1 排骨洗净并沥干水分；春椿叶洗净沥干水分，切碎。

2 把排骨放入碗中，加入面粉、鸡蛋、胡椒粉、盐，拌匀，腌渍20分钟。

3 加入香椿，拌匀。

4 把排骨均匀地裹上面粉。

5 锅中放入食用油烧热，把排骨放入油锅炸约3分钟至呈金黄色即可捞出装盘。

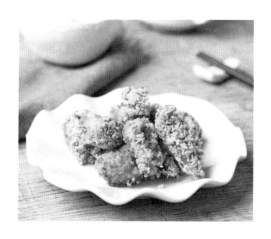

香椿芝麻酱拌面

原料： 切面400克，鸡蛋1个，去头尾的黄瓜1根，香椿 85 克，白芝麻、蒜末各适量

调料： 生抽 7 毫升，盐、芝麻油、芝麻酱各适量

做法：

1 将香椿放入沸水中，焯至变软；香椿切碎，黄瓜切粗丝。

2 香椿装碗，加蒜末、芝麻油，拌匀；芝麻酱放碟子里，加入盐、生抽、温开水，搅散。

3 把切面煮至熟软；锅中留面汤煮沸，打入鸡蛋，煮至其凝固。

4 取盘子，放入切面、香椿、黄瓜丝、芝麻酱、白芝麻，摆上荷包蛋即可。

时令养生经：香椿芝麻酱拌面可以起到增强免疫力、健脾开胃、增进食欲的作用。

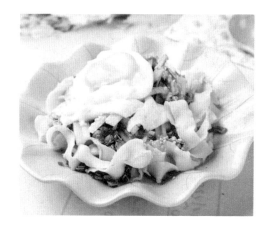

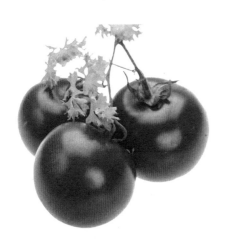

西红柿 凉血平肝

|【西红柿什么节气吃最好?】谷雨|立夏|小满|

西红柿生津止渴,适合谷雨、立夏和小满时节食用。

性味: 性微寒,味酸、甘

归经: 归肝、胃、肺经

选购秘诀: 底部呈现圆滑弧形

保存技巧: 常温下置通风处能保存 3 天左右,放入冰箱冷藏可保存 5~7 天

西红柿汁中所含果胶及纤维素,可以有效地清除体内的垃圾,有润肠通便的作用,可防治便秘。

此外,西红柿中含有珍贵的番茄红素,可消除前列腺中的自由基,保护前列腺组织,启动淋巴细胞对癌细胞的杀伤作用,阻止癌变进程。由此可见,摄入适量的番茄红素,对前列腺癌、乳腺癌有预防作用。

男性摄取西红柿之后,番茄红素一旦被吸收,会聚集于前列腺,促使前列腺液分泌旺盛,进而维护射精功能;女性多吃西红柿,则可激发性欲。所以,西红柿才会被誉为"神奇的爱情果"。

▶ 搭配宜忌

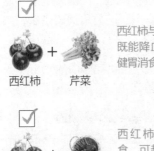

☑ 西红柿 + 芹菜
西红柿与芹菜同食,既能降血压,又能健胃消食。

☑ 西红柿 + 蜂蜜
西红柿与蜂蜜同食,具有补血养颜的功效。

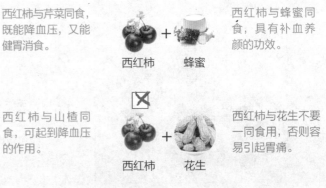

☑ 西红柿 + 山楂
西红柿与山楂同食,可起到降血压的作用。

☒ 西红柿 + 花生
西红柿与花生不要一同食用,否则容易引起胃痛。

西红柿炖豆腐

时令养生经：西红柿搭配豆腐，可以清热润燥、生津止渴、清洁肠胃，适宜谷雨时节食用。

原料： 西红柿 200 克，老豆腐 185 克，腐乳汁 15 克，葱花、姜片各少许

调料： 鸡粉 2 克，白糖 2 克，生抽 5 毫升，椰子油适量

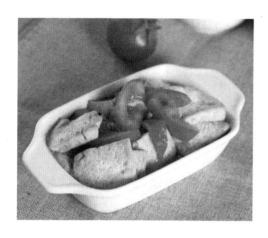

做法：

1　老豆腐切成均匀的厚片；洗净的西红柿去蒂，切成小块。

2　热锅倒入椰子油烧热，放入老豆腐，煎至两面呈金黄色，装盘。

3　另起锅倒入椰子油烧热，放入姜片，爆香，放入老豆腐，淋上生抽，翻炒匀。

4　倒入西红柿块，翻炒均匀，淋上清水，倒入腐乳汁，翻炒匀，盖上锅盖，炖5分钟至熟透。

5　掀开锅盖，加鸡粉、白糖，翻炒调味，装盘，撒上葱花即可。

彩椒西红柿芹菜汁

调料： 红彩椒 50 克，西红柿 80 克，芹菜 40 克

调料： 盐 1 克，黑胡椒粉少许

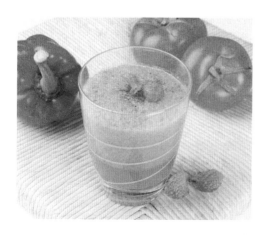

做法：

1　洗净的芹菜、红彩椒均切丁；洗净的西红柿去皮，切丁。

2　红彩椒、西红柿放入榨汁机中。

3　加入芹菜丁、凉开水、盐。

4　盖上盖，启动榨汁机，榨约30秒成蔬菜汁。

5　揭开盖，将蔬菜汁倒入杯中，撒上黑胡椒粉即可。

时令养生经：甜椒西红柿芹菜汁可以促进胃液分泌，增强食欲，适合发热、口渴、食欲不振者食用。

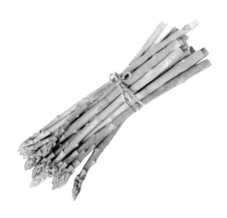

芦笋 强健血管

| 【芦笋什么节气吃最好？】谷雨 | 清明 |

芦笋清热利尿，适合谷雨和清明时节食用。

性味： 性凉，味苦、甘

归经： 归肺经

选购秘诀： 笋尖没有水伤及腐臭味，笋尖苞叶未展开，笋茎顶端一折即断者为佳

保存技巧： 将芦笋扎成一束，以吸满水的纸巾将基根部包裹住，再用保鲜膜紧密包好，以直立方式放入冰箱中冷藏，可保存 10 天左右

芦笋对癌症有预防和改善的作用，尤其对乳癌、直肠癌、皮肤癌有特殊疗效。常吃芦笋可消除疲劳，预防脑出血，改善高血压。

芦笋和芹菜打成汁饮用，可以安定情绪，有降低血压的功效。其中含有丰富的叶酸，适合孕妇食用。

多吃芦笋也可获取维生素E、适量的钙和镁，并能预防心脏病、防癌抗老、预防心血管疾病，可算是天然的抗氧化剂。所含成分中的天门冬素和钾，可保持肌肉的正常功能，具有利尿作用，能排除体内多余的水分，更能有效排出毒素。

▶ **搭配宜忌**

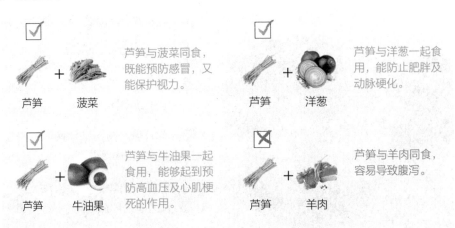

☑ 芦笋 + 菠菜　芦笋与菠菜同食，既能预防感冒，又能保护视力。

☑ 芦笋 + 洋葱　芦笋与洋葱一起食用，能防止肥胖及动脉硬化。

☑ 芦笋 + 牛油果　芦笋与牛油果一起食用，能够起到预防高血压及心肌梗死的作用。

☒ 芦笋 + 羊肉　芦笋与羊肉同食，容易导致腹泻。

草菇烩芦笋

时令养生经：芦笋和草菇均富含抗癌成分，且营养互补。常食这道菜可以提高身体的免疫力，预防消化道肿瘤。

原料： 芦笋 170 克，草菇 85 克，胡萝卜片、姜片、蒜末、葱白各少许

调料： 盐 2 克，鸡粉 2 克，蚝油 4 克，料酒 3 毫升，水淀粉、食用油各适量

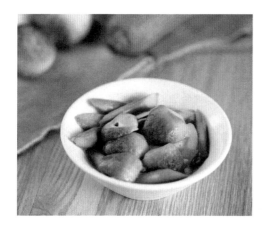

做法：

1 洗好的草菇切成小块，洗净去皮的芦笋切成段。

2 锅中注水烧开，放入盐、食用油、草菇，拌匀，焯约半分钟。

3 倒入芦笋段，续焯约半分钟至全部食材断生后捞出，沥干。

4 用油起锅，放入胡萝卜片、姜片、蒜末、葱白，爆香，倒入焯好的食材，淋入料酒，翻炒。

5 放入蚝油、盐、鸡粉，炒至熟软，倒入水淀粉勾芡，盛出炒好的食材，放在盘中即成。

苦瓜芦笋汁

原料： 苦瓜 90 克，去皮芦笋 50 克

调料： 蜂蜜 20 克

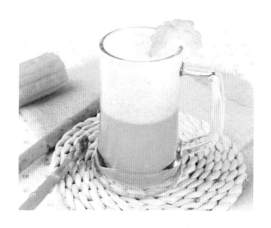

做法：

1 洗净的苦瓜去瓤，切小块；洗净去皮的芦笋切小段。

2 榨汁机中倒入苦瓜块，放入芦笋段，注入凉开水。

3 盖盖，榨约 20 秒成蔬菜汁。

4 将榨好的蔬菜汁倒入杯中。

5 淋上蜂蜜即可。

时令养生经：芦笋搭配苦瓜、蜂蜜，可以清热解毒、消肿排水，适合糖尿病、癌症患者食用。

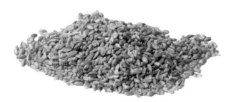

小麦 <养心除热

| **【小麦什么节气吃最好？】谷雨 | 立夏 | 小满 |**

小麦养心安神，适合谷雨和立夏、小满时节食用。

性味： 性凉，味甘

归经： 归心经

选购秘诀： 金黄饱满，无异味

保存技巧： 小麦宜低温储藏；也可通过日晒，降低小麦的含水量，在暴晒和入仓密闭过程中可以收到高温杀虫制菌的效果

小麦是人类的主食之一，属于甘凉的食物，可以止烦解渴、利小便。如果能够持续长时间食用小麦，可使人体肌肉结实，肠胃强健，元气增强。

如果经常性地悲伤欲哭、心中烦乱、睡眠不安，有更年期的征象，或者神经衰弱，只要是辨证属于心阴不足者，皆适宜经常食用。

浸水淘洗小麦的时候，那些不会沉于水底的叫"浮小麦"，品质最佳，能益气除热，防止人体盗汗。小麦苗可除烦热、疗黄疸、解酒毒。经常食用小麦苗，还可抑制癌细胞滋生，清除体内铅、汞、铝、铜等有毒金属，降低血压。

▶ **搭配宜忌**

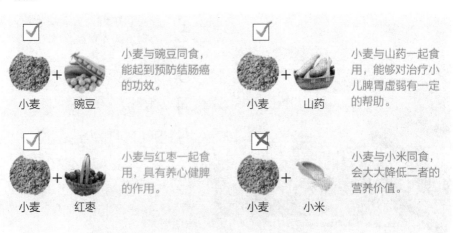

小麦与豌豆同食，能起到预防结肠癌的功效。

小麦与山药一起食用，能够对治疗小儿脾胃虚弱有一定的帮助。

小麦与红枣一起食用，具有养心健脾的作用。

小麦与小米同食，会大大降低二者的营养价值。

小麦　豌豆

小麦　山药

小麦　红枣

小麦　小米

红枣小麦粥

时令养生经：红枣小麦粥可以补中益气、养血安神、调养身心，适合心血管疾病和癌症患者食用。

原料： 大米200克，小麦200克，桂圆肉15克，红枣10克

调料： 白糖3克

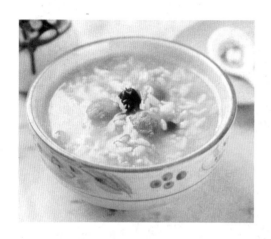

做法：

1 砂锅中注入清水烧热，倒入洗好的小麦、大米，拌匀。

2 放入桂圆肉、红枣，拌匀。

3 盖上盖，用大火煮开后转小火煮40分钟至食材熟透。

4 揭盖，加入白糖，拌匀，煮至溶化。

5 关火后盛出煮好的粥，装入碗中，待稍微放凉后即可食用。

玉米小麦豆浆

原料： 玉米100克，小麦50克，水发黄豆50克

调料： 白糖20克

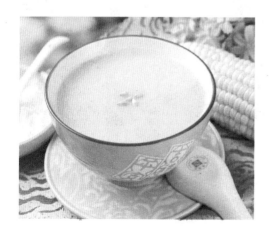

做法：

1 把玉米、小麦、黄豆放豆浆机中，注水至水位线即可。

2 盖上豆浆机机头，选择"五谷"程序，开始打浆。

3 豆浆机运转15分钟即为豆浆。

4 将豆浆机断电，取下机头。

5 将豆浆盛入碗中，加入白糖，拌至白糖溶化即可。

时令养生经：小麦搭配玉米、黄豆，可益气祛湿、养心安神、去烦助眠，适宜谷雨时节食用。

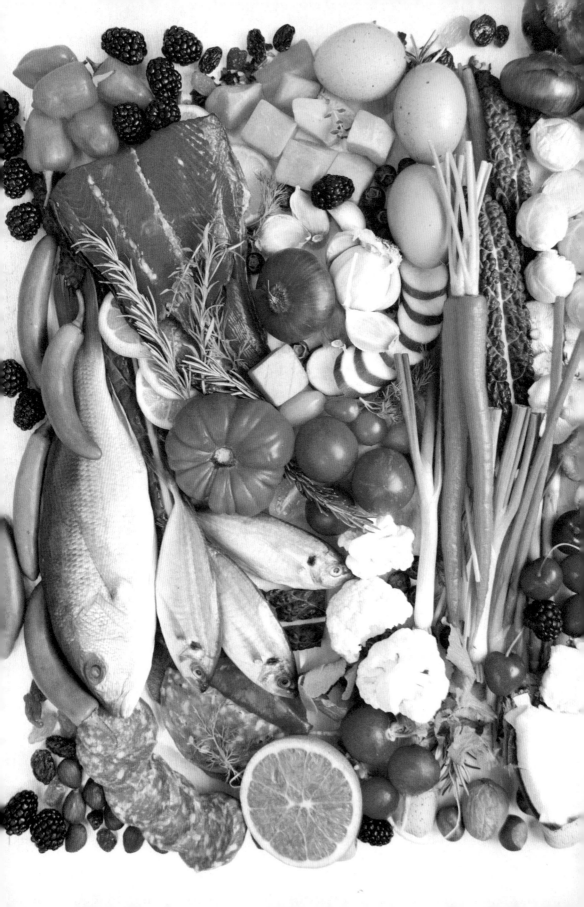

第三章

夏季养心，这样吃火气清

夏季宜养肺，养肺要吃红色的食物。红色的食物能起到补血、生血、活血的作用，有利于提升心脏功能，进一步促进血液循环、淋巴液生成。此外，颜色偏红的食物有着较强大的抗氧化特性，可以保护细胞，减缓机体衰老，还可达到消炎的目的。

一、立夏——昼夜渐暖，增酸减甘

莴笋　清肝利胆

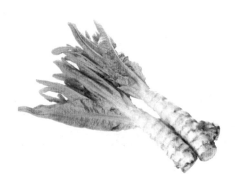

| 【莴笋什么节气吃最好?】立夏 | 小满 | 芒种 |

莴笋清热安神、清肝利胆，适合立夏、小满、芒种时节食用。

性味: 性凉，味甘、苦

归经: 归肠、胃经

选购秘诀: 叶子保水度足，无枯黄

保存技巧: 直接用保鲜袋装好，放入冰箱冷藏

含有大量维生素和微量元素的莴笋，能加强蛋白质和脂肪的消化与吸收，孕妈妈食用后还能促进宝宝的生长发育。

莴笋所含的干扰素诱生剂，可抗病毒，提高人体的免疫力。此外，由于它还含有甘露醇、莴苣素等成分，因此具有镇静安神、养胃利尿的作用，可经常摄取。不仅如此，莴笋是碱性蔬菜，能与五谷和肉类等酸性食物中和，具有调整体液酸碱平衡的作用。性凉的莴笋，下肚之后，利五脏、补筋骨、解热毒，是夏季蔬食佳品。

▶ **搭配宜忌**

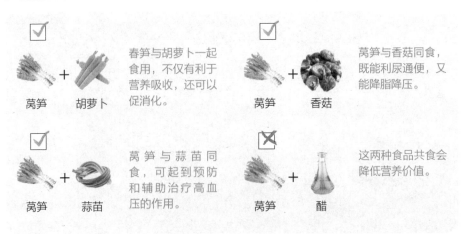

☑ 莴笋 + 胡萝卜　春笋与胡萝卜一起食用，不仅有利于营养吸收，还可以促消化。

☑ 莴笋 + 香菇　莴笋与香菇同食，既能利尿通便，又能降脂降压。

☑ 莴笋 + 蒜苗　莴笋与蒜苗同食，可起到预防和辅助治疗高血压的作用。

☒ 莴笋 + 醋　这两种食品共食会降低营养价值。

莴笋炒平菇

时令养生经：莴笋炒平菇可以改善人体新陈代谢、增强体质、调节植物神经功能，可用于腰腿疼痛、经络不适等症的食疗。

原料： 莴笋150克，平菇100克，红椒20克，姜片、蒜末、葱段各少许

调料： 盐7克，鸡粉2克，蚝油5克，生抽3毫升，水淀粉4毫升，食用油适量

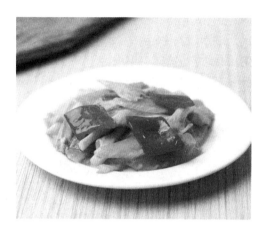

做法：

1 平菇切成块；去皮洗净的莴笋切成片；红椒切开，去籽，切成片。

2 锅中注水烧开，放入盐、食用油、莴笋、红椒、平菇，拌匀，焯约半分钟至断生，捞出锅中的材料。

3 炒锅注入食用油，倒入葱段、姜片、蒜末，爆香。

4 倒入焯过水的材料，翻炒。

5 放入蚝油、盐、鸡粉、生抽，炒匀，加入水淀粉，将锅中食材炒匀勾芡，将炒好的食材盛出即可。

醋拌莴笋萝卜丝

原料： 莴笋140克，白萝卜200克，蒜末、葱花各少许

调料： 盐3克，鸡粉2克

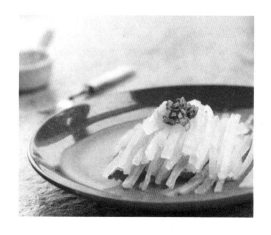

做法：

1 洗净去皮的白萝卜、莴笋分别切成丝。

2 把白萝卜丝、莴笋丝均焯水片刻，捞出，沥干。

3 将焯好的食材放在碗中。

4 加入蒜末、葱花、盐、鸡粉，拌至入味。

5 取一个干净的盘子，放入拌好的食材，摆好即成。

时令养生经：莴笋搭配白萝卜，可帮助胃蠕动，促进新陈代谢，糖尿病患者经常吃些莴笋，可改善糖代谢功能。

薏米 ← 改善肌肤粗糙

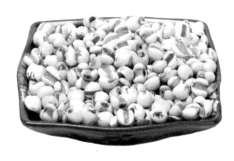

| 【薏米什么节气吃最好?】立夏 | 小满 |

在立夏、小满时节,气候会越来越湿热,日常适合多吃一些祛湿健脾的薏米。

性味: 性凉,味甘、淡

归经: 归脾、胃、肺经

选购秘诀: 颗粒坚实,完整,大小一致

保存技巧: 贮藏前要筛除薏米中的粉粒、碎屑,以防止生虫或生霉

薏米可以改善皮肤粗糙的状态,让皮肤变得平滑,这是因为薏米能促进体内水分或血液的新陈代谢,具有解毒的功效。

薏米含有的薏苡仁酯,不仅对人体有滋补作用,而且它还是一种重要的抗癌剂。

含有丰富蛋白质的薏米,能促进体内水分代谢,具有消炎、镇痛的作用,因此能缓解梅雨季节易患的风湿症和关节炎。

薏米富含能促进三大营养素新陈代谢的B族维生素,完全不需担心胆固醇含量过高。

▶ 搭配宜忌

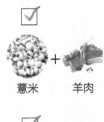

薏米 + 羊肉

薏米与羊肉同食,既能健脾补肾,又能益气补虚。

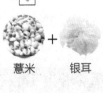

薏米 + 银耳

薏米与银耳同食,既能够治脾胃虚弱,又能治胃阴虚。

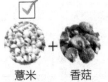

薏米 + 香菇

薏米与香菇同食,能够起到防癌抗癌的作用。

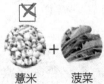

薏米 + 菠菜

二者同食容易让菠菜中的维生素C氧化,营养价值也会降低。

绿豆薏米粥

时令养生经：绿豆薏米粥可利水消肿、健脾去湿、清热排脓，适宜立夏时节食用。

原料： 水发绿豆150克，水发薏米70克

调料： 白糖适量

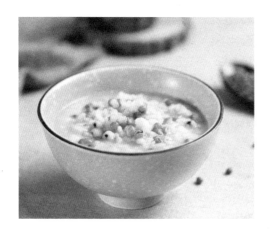

做法：

1. 砂锅中注入适量清水烧开，倒入备好的绿豆、薏米。

2. 盖上盖，烧开后用小火煮约30分钟至食材熟软。

3. 揭开盖，倒入白糖。

4. 拌匀，用大火略煮片刻。

5. 关火后盛出煮好的粥即可。

薏米枸杞红枣茶

原料： 水发薏米100克，枸杞25克，红枣35克

调料： 红糖30克

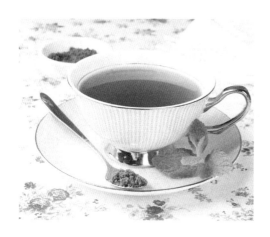

做法：

1. 蒸汽萃取壶接通电源，装内胆。

2. 倒入备好的薏米、红枣、枸杞，注入清水至水位线。

3. 扣紧壶盖，机器进入工作状态。

4. 待机器自行运作35分钟，指示灯跳至"保温"状态后，断电后取出内胆，将药茶倒入杯中，饮用前放入红糖即可。

时令养生经：薏米搭配枸杞、红枣，可以补中益气、增强免疫力，适合脚气病、水肿、关节炎患者饮用。

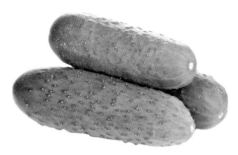

黄瓜 — 生津解渴

| 【黄瓜什么节气吃最好?】立夏 | 小满 | 芒种 |

黄瓜清热、解毒、利水,适合立夏、小满、芒种时节食用。

性味: 性凉,味甘

归经: 归肺、胃、大肠经

选购秘诀: 可轻压有花蒂的尾端部位,若是松软即为老化

保存技巧: 必须先将黄瓜外表的水分擦干,放入密封保鲜袋中,袋口封好后冷藏即可

新鲜黄瓜中,含有抑制糖类物质转化为脂肪的丙醇二酸,可减少脂肪的产生,能够调节胆固醇、维持正常血压,有预防肥胖的效果。

黄瓜性凉,可生吃、熟食、凉拌以及腌制等。黄瓜含有丰富的钾盐、维生素A、B族维生素、维生素C以及糖类。黄瓜还能清热降暑气,生吃口感爽脆,稍加点儿酱汁味道更好,很适合当作夏日凉拌菜肴。

黄瓜不仅水分含量高,在食用时加入大蒜、嫩姜等,还可以增强营养素的多重效应。

▶ **搭配宜忌**

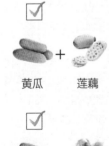

☑ 黄瓜　＋　莲藕
黄瓜与莲藕同食,既能预防贫血,又能强化肝脏功能。

☑ 黄瓜　＋　芹菜
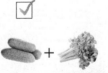
黄瓜与芹菜同食,可以预防高血压。

☑ 黄瓜　＋　大蒜
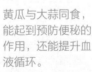
黄瓜与大蒜同食,能起到预防便秘的作用,还能提升血液循环。

☒ 黄瓜　＋　花生
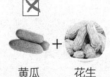
黄瓜性凉,花生油脂多,两者同食极易引起腹泻。

黄瓜柠檬汁

时令养生经：黄瓜柠檬汁能增强血管弹性和韧性，可预防高血压和心肌梗死，是极好的降血压果汁。

原料： 黄瓜120克，柠檬70克

调料： 蜂蜜10克

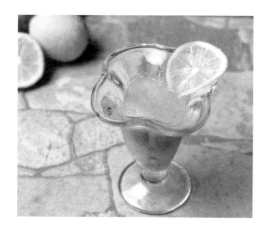

做法：

1. 洗好的黄瓜切成丁，洗净的柠檬切成片。

2. 取榨汁机，选择"搅拌"刀座组合，将切好的黄瓜、柠檬倒入搅拌杯中，加入矿泉水。

3. 盖上盖，选择"榨汁"功能，榨取蔬果汁。

4. 揭开盖，加入蜂蜜，拌匀。

5. 将蔬果汁倒入杯中即可。

黄瓜拌玉米笋

原料： 玉米笋200克，黄瓜150克，蒜末、葱花各少许

调料： 盐3克，鸡粉2克，生抽4毫升，辣椒油6毫升，陈醋8毫升，芝麻油、食用油各适量

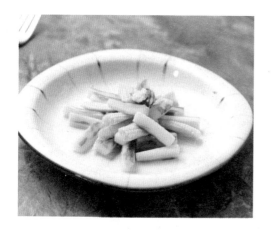

做法：

1. 玉米笋切段，黄瓜切小块。

2. 锅中注水烧开，放入玉米笋、盐、鸡粉、食用油，焯约1分钟。

3. 食材断生后捞出，沥干。

4. 取碗，倒入玉米笋、黄瓜块、蒜末、葱花、辣椒油、盐、鸡粉、陈醋、生抽、芝麻油，拌至入味。

5. 取盘子，盛入拌好的食材即成。

时令养生经：黄瓜搭配玉米笋，有收敛和消除皮肤皱纹、亮化肤色的作用，适合便秘和减肥者食用。

空心菜 有助毒素的排泄

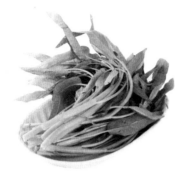

【空心菜什么节气吃最好？】立夏 | 小满

空心菜解毒利湿，适合立夏、小满时节食用。

性味： 性微寒，味甘

归经： 归肝、心、小肠经

选购秘诀： 茎部较短且节较少者，菜较嫩且脆，吃起来口感较佳

保存技巧： 置于通风处约可存放1天

空心菜茎部中空，菜中的叶绿素含量丰富，有"绿色精灵"的美称，是一道适宜炎夏食用的蔬菜，吃起来非常清脆爽口。空心菜富含膳食纤维和粗纤维，可促进肠胃蠕动，让排便更轻松。

空心菜含有大量的维生素C，可帮助胆固醇代谢，预防胆固醇过高，高血脂患者平时可以多食用。空心菜是碱性蔬菜，不仅可调节肠胃道的酸碱平衡，也具有凉血和消肿的功效。

夏天预防中暑或有口渴的症状可以多吃空心菜。它含有丰富的铁质，适合女性当成补血的食材。空心菜性微寒，女性经期以及生病体虚或肠胃功能较差的人，不建议常吃。

▶ **搭配宜忌**

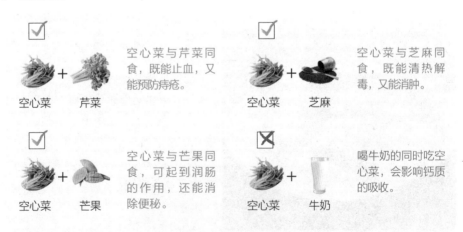

空心菜与芹菜同食，既能止血，又能预防痔疮。

空心菜与芝麻同食，既能清热解毒，又能消肿。

空心菜与芒果同食，可起到润肠的作用，还能消除便秘。

喝牛奶的同时吃空心菜，会影响钙质的吸收。

上汤空心菜

时令养生经：上汤空心菜可以活血化瘀、消肿解毒、促进血液循环，适宜立夏食用。

原料： 空心菜200克，香菇30克，枸杞10克

调料： 盐2克，鸡粉、食用油各少许

做法：

1 锅中注入食用油，烧热，倒入少许清水。

2 加盐、鸡粉，用锅铲拌匀。

3 倒入洗好的空心菜。

4 倒入香菇，拌炒至熟。

5 撒上枸杞，装入盘中即可。

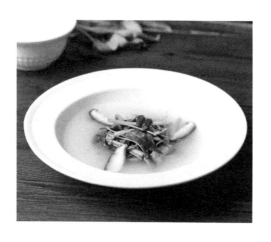

姜汁空心菜

原料： 空心菜500克，红椒适量

调料： 盐3克，姜汁20毫升，陈醋、芝麻油、食用油各适量

做法：

1 洗净的空心菜切大段。

2 锅中注入清水烧开，倒入空心菜梗，加入食用油，拌匀。

3 放入空心菜叶，略煮片刻。

4 加盐，拌匀，捞出，放凉。

5 取碗，放入姜汁、盐、陈醋、芝麻油，拌匀，浇在空心菜上，放上红椒即可。

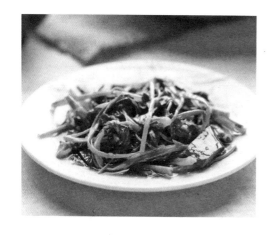

时令养生经：姜汁空心菜可以开胃消食、解毒杀菌、促进新陈代谢，适合伤风感冒和寒性痛经者食用。

荞麦 增强解毒能力

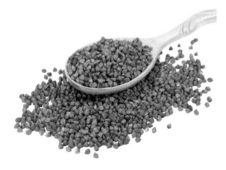

【荞麦什么节气吃最好？】立夏

荞麦健脾消积，适合立夏时节食用。

性味：性平，味甘

归经：归脾、胃、大肠经

选购秘诀：应注意挑选大小均匀、质实饱满、有光泽的荞麦粒

保存技巧：荞麦应在常温、干燥、通风的环境中储存

荞麦具有健胃、消积、止汗的作用，能有效辅助治疗胃痛胃胀、消化不良、食欲不振、肠胃积滞、慢性泄泻等病症。

荞麦是防治糖尿病的天然食品；而且荞麦秧和叶中含有较多的芦丁，经常煮水服用可预防高血压引起的脑出血。此外，荞麦所含的纤维素可使人大便正常，并预防各种肿瘤。

▶ 搭配宜忌

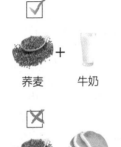

☑ 荞麦 ＋ 牛奶

荞麦中缺乏精氨酸、酪氨酸，与牛奶搭配食用利于营养吸收。

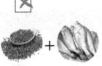

☒ 荞麦 ＋ 黄鱼

二者均是不容易消化的食物，同食可影响胃肠道的吸收消化功能。

☒ 荞麦 ＋ 猪肉

荞麦中含有较多的芦丁，如果和含脂肪较多的猪肉同食，会令人毛发脱落。

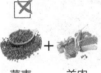

☒ 荞麦 ＋ 羊肉

荞麦性寒，能降压止血、清热，而羊肉大热，两者性味相反，同食会降低羊肉的温补作用。

荞麦大米豆浆

时令养生经：荞麦大米豆浆能补中益气、健脾养胃、滋阴润肺，适宜立夏时节食用。

原料： 荞麦30克，水发大米40克，水发黄豆55克

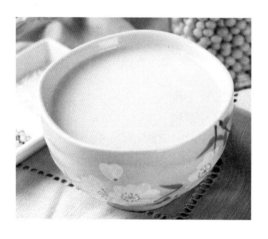

做法：

1. 把黄豆倒入碗中，放入荞麦、大米、清水，搓洗，倒入滤网，沥干水分。

2. 把洗好的食材倒入豆浆机中，注入清水，至水位线即可。

3. 盖上豆浆机机头，选择"五谷"程序，开始打浆，待豆浆机运转约20分钟，即成豆浆。

4. 把煮好的豆浆倒入滤网，滤取豆浆。

5. 将豆浆倒入碗中，再用汤匙撇去浮沫即可。

薏米荞麦红豆浆

原料： 水发薏米30克，水发荞麦35克，水发红豆50克

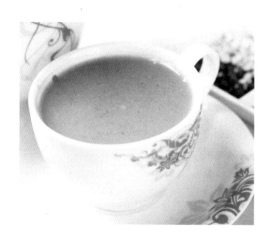

做法：

1. 将荞麦倒入碗中，加入薏米、红豆、清水，搓洗，倒入滤网，沥干水分。

2. 把洗好的材料倒入豆浆机中，注水至水位线即可。

3. 豆浆机运转20分钟即成豆浆。

4. 取下机头，将煮好的豆浆倒出。

5. 装杯，待稍微放凉后即可饮用。

时令养生经：荞麦搭配薏米、红豆，可以健胃、消积、止汗，适合胃癌和子宫颈癌患者食用。

二、小满——谷物饱满，清利湿热

青椒 增加食欲

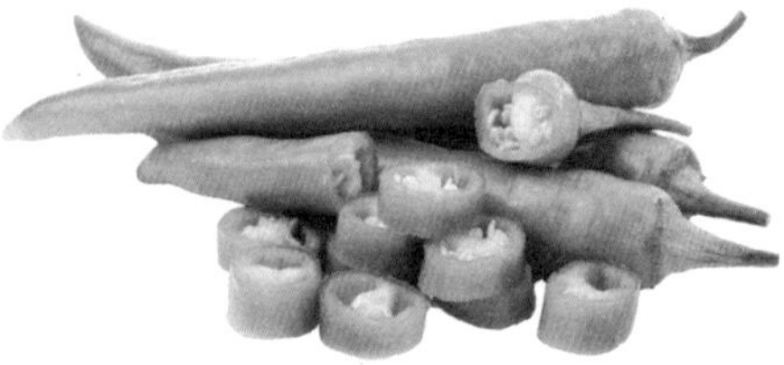

【青椒什么节气吃最好？】小满 | 霜降

青椒开胃消食，适合夏季的小满、秋季的霜降时节食用。

性味：性热，味辛

归经：归心、脾经

选购秘诀：选择外皮紧实有光泽，且末端尖者

保存技巧：放在室温容易变软，可用打孔的袋子封口置入冰箱下层，避免水汽凝结

青椒营养成分中含有大量的维生素A、维生素C，能有效增强身体抵抗力，预防气候过于炎热导致的津液流失过多，预防中暑，避免产生头晕现象。青椒中含有丰富的铁质，有助于内脏发挥生血、养血的功能。为防止维生素的流失，炒青椒时要使用大火，快炒或油炸的方式较合适。

想改善、美化面部皮肤色泽可常吃青椒，尤其是想要皮肤具有弹性、白皙的女性，或长有黑斑、雀斑，都可以经常食用。青椒成分中也含有维生素B_1和叶酸，能预防心脏病和脑卒中，更可有效预防动脉硬化。

▶ 搭配宜忌

☑

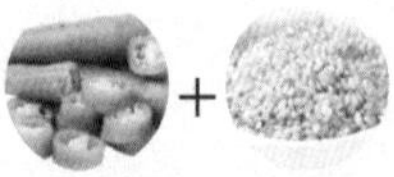

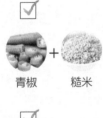

青椒 + 糙米

青椒与糙米同食，既能预防糖尿病，又能强精、强化肝脏功能。

☑

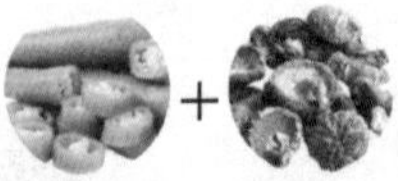

青椒 + 香菇

青椒与香菇同食，既能美肌，又能预防老化。

☑

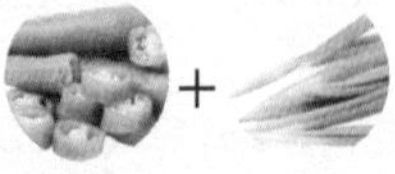

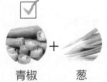

青椒 + 葱

青椒与葱同食，可起到促进血液循环的作用，还能预防胃肠疾病。

☒

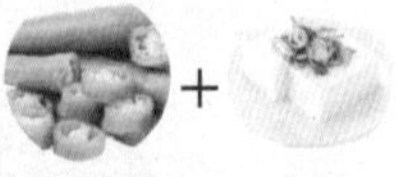

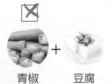

青椒 + 豆腐

二者同食，会影响钙质的吸收，容易形成体内结石。

青椒炒腰花

时令养生经: 青椒炒腰花可以健肾补腰、和肾理气, 适合肾虚、耳聋、耳鸣的老年人食用。

原料: 胡萝卜1根, 猪腰200克, 芹菜50克, 青椒80克

调料: 盐3克, 鸡粉2克, 料酒、生粉、食用油、水淀粉各适量

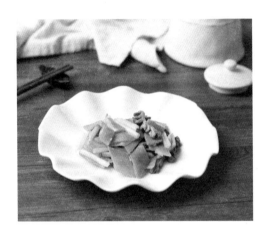

做法:

1. 胡萝卜切块; 芹菜切段; 青椒去籽, 切片; 猪腰切去筋膜, 打上网格花刀, 切成片。

2. 猪腰装碗, 加入盐、鸡粉、料酒、生粉, 抓匀, 腌渍10分钟。

3. 锅中注水烧开, 倒入腰花, 氽去血水, 捞出。

4. 热锅注油, 烧至五成热, 放入腰花, 滑油片刻, 捞出。

5. 锅留底油, 倒入青椒、芹菜、胡萝卜、腰花、料酒, 炒匀, 放入盐、鸡粉、水淀粉, 炒匀, 盛出即可。

青椒香芹牛肉

原料: 牛肉150克, 芹菜80克, 青椒30克, 红椒30克

调料: 料酒4毫升, 白糖2克, 盐、鸡粉、水淀粉、芝麻油、食用油各适量

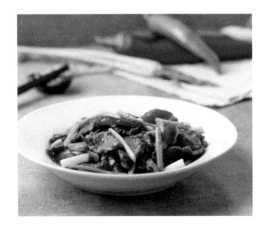

做法:

1. 牛肉切成块, 芹菜切成段, 洗净的青椒、红椒均切成块。

2. 牛肉块放碗中, 加入料酒、盐、鸡粉、水淀粉、食用油, 腌渍。

3. 牛肉入油锅滑油片刻, 捞出。

4. 锅底留油, 放芹菜, 炒匀, 加入盐、鸡粉、白糖, 翻炒。

5. 放牛肉、青椒、红椒, 炒匀, 加水淀粉、芝麻油, 炒至熟透即成。

时令养生经: 青椒搭配牛肉、芹菜、红椒, 能提高机体抗病能力, 特别适宜生长发育期的儿童及术后、病后调养的人食用。

桑葚

生津润肠

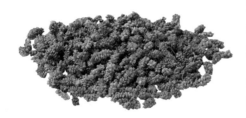

| 【桑葚什么节气吃最好？】小满 |

桑葚补益肝肾、补血滋阴，适合小满或者冬季时食用。

性味： 性寒，味甘、酸
归经： 归肝、肾经
选购秘诀： 色深、干燥、无腐烂者
保存技巧： 桑葚不宜保存，建议现买现食

桑葚是一种中年人、老年人的健体美颜佳品，其抗衰老的效果非常显著，经常服用，可以改善皮肤的血液供应，使肌肤更容易吸收营养，保持白嫩，还能乌发、明目，并且能够延缓衰老。

桑葚中的活性成分，具有促进新陈代谢、降低血脂、防止血管硬化、调整机体免疫功能、帮助造血细胞生长等作用，对治疗贫血、高血压、高血脂、冠心病、神经衰弱等有效。

桑葚味酸甘，性微寒，能养血滋阴和补肝益肾，对血虚体质的常见病症，或者是阴血不足造成的病症，皆可发挥治疗作用。

▶ **搭配宜忌**

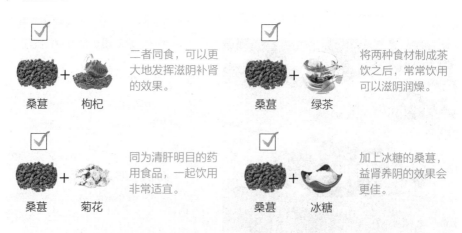

桑葚 + 枸杞　二者同食，可以更大地发挥滋阴补肾的效果。

桑葚 + 绿茶　将两种食材制成茶饮之后，常常饮用可以滋阴润燥。

桑葚 + 菊花　同为清肝明目的药用食品，一起饮用非常适宜。

桑葚 + 冰糖　加上冰糖的桑葚，益肾养阴的效果会更佳。

芝麻桑葚奶

时令养生经：芝麻桑葚奶可以增强免疫力、抵抗病菌、健脾胃，适合肝肾不足所致的眩晕、眼花、视物不清者食用。

原料： 桑葚（干）10克，黑芝麻20克，牛奶300毫升

调料： 冰糖20克

做法：

1　砂锅中注入清水烧开，倒入黑芝麻，拌匀，盖上盖，煮15分钟至熟。

2　揭盖，加入桑葚（干）。

3　倒入冰糖，拌至冰糖溶化，加入牛奶，拌匀。

4　盖上盖，用小火续煮10分钟至入味。

5　揭盖，搅拌一下，盛出煮好的食材，装碗即可。

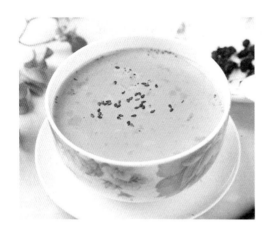

桑葚乌鸡汤

原料： 乌鸡400克，竹笋80克，桑葚8克，姜片、葱段各少许

调料： 料酒7毫升，盐2克，鸡粉2克

做法：

1　洗好去皮的竹笋切成薄片。

2　把笋片、乌鸡煮一下，捞出。

3　砂锅注水烧开，放姜片、葱段、桑葚、乌鸡、笋片、料酒，拌匀。

4　盖盖，煮90分钟至食材熟透。

5　揭开锅盖，加入盐、鸡粉，拌至入味，盛出装碗即可。

时令养生经：桑葚搭配乌鸡、竹笋，可以增强免疫力、延缓衰老、强筋健骨，适宜小满时节食用。

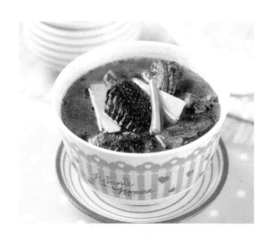

绿豆 清热解毒

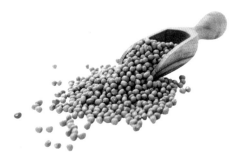

| 【绿豆什么节气吃最好?】小满 | 芒种 | 夏至 |

绿豆清热解暑,适合小满、芒种、夏至时节食用。

性味: 性凉,味甘

归经: 归心、胃经

选购秘诀: 要选择整颗看起来光滑、饱满、新鲜者

保存技巧: 放在干燥通风处即可

绿豆的营养丰富,含有蛋白质、各种矿物质以及丰富的维生素A、维生素B、维生素C,可强化胆汁运作,协助胆汁分泌。还可促进肠胃细胞蠕动,达到强健肠胃的功能。

常吃绿豆可消除心烦闷热,有补气血、滋润肌肤的功效。由于绿豆中所含的食物纤维丰富,经常食用不易产生腹部胀气,还可以改善糖尿病的口渴现象。

▶ **搭配宜忌**

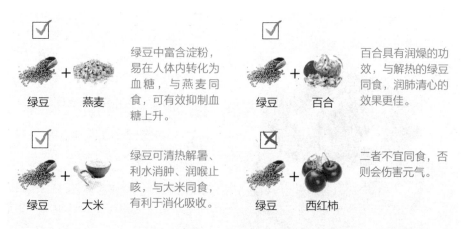

绿豆 + 燕麦
绿豆中富含淀粉,易在人体内转化为血糖,与燕麦同食,可有效抑制血糖上升。

绿豆 + 百合
百合具有润燥的功效,与解热的绿豆同食,润肺清心的效果更佳。

绿豆 + 大米
绿豆可清热解暑、利水消肿、润喉止咳,与大米同食,有利于消化吸收。

绿豆 + 西红柿
二者不宜同食,否则会伤害元气。

黑米绿豆粥

时令养生经：绿豆搭配薏米、大米、糯米、黑米，能降低血糖、控制血压、延缓衰老。

原料： 薏米80克，水发大米150克，糯米50克，绿豆70克，黑米50克

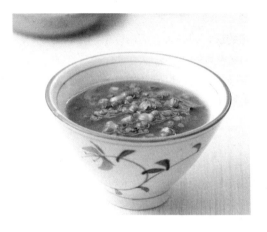

做法：

1 砂锅中注入适量清水。

2 倒入薏米、绿豆、大米、黑米、糯米，拌匀。

3 加盖，大火煮开转小火煮30分钟至食材熟软。

4 揭开盖子，稍微搅拌片刻使其入味。

5 关火，将煮好的粥盛出，装入碗中即可。

绿豆豆浆

原料： 水发绿豆100克

调料： 白糖适量

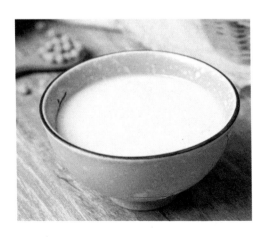

做法：

1 把绿豆倒入大碗中，加入清水，搓洗干净，倒入滤网，沥干水分。

2 将绿豆放入豆浆机中，加水至水位线。

3 豆浆机运转15分钟即成豆浆。

4 将煮好的豆浆倒入滤网中，滤去豆渣。

5 将豆浆倒入碗中，加白糖，拌至其溶化，放凉后即可饮用。

时令养生经：绿豆豆浆可以增强免疫力、降低血脂、降胆固醇、抗肿瘤，适合小儿消化不良者饮用，又可治疗小儿皮肤病及麻疹。

大蒜 促进食欲

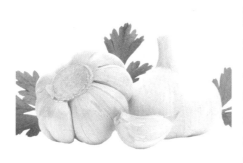

| **【大蒜什么节气吃最好？】立夏 | 小满** |

大蒜安神补脑，适合小满、立夏时节食用。

性味： 性温，味辛

归经： 归脾、胃、肺经

选购秘诀： 蒜瓣大，洁白完整，结实坚硬，尽量挑选整颗的

保存技巧： 可放进网状通风的容器里，吊挂在室内阴凉处，可以保存1~2个月

　　大蒜含大量的维生素C和蒜素，具抗氧化、杀菌和保健作用。还可镇痛，治疗多种皮肤病，促进血液循环，降低血小板的黏度，使衰退细胞再次活化，亦可降低胆固醇的合成，维护心脏的正常功能。

　　大蒜的辛辣成分会刺鼻，能保护胃壁、改善脾胃虚弱。炒菜时先将蒜头下入油锅热炒爆香，可增加菜的口感和味道，同时大蒜还具有解宿醉和解毒的功效。

▶ **搭配宜忌**

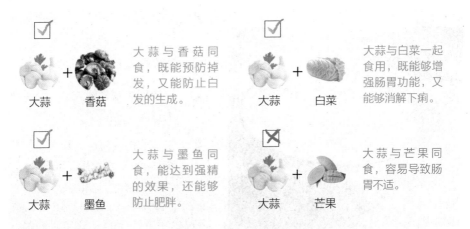

☑ 大蒜 + 香菇　大蒜与香菇同食，既能预防掉发，又能防止白发的生成。

☑ 大蒜 + 白菜　大蒜与白菜一起食用，既能够增强肠胃功能，又能够消解下痢。

☑ 大蒜 + 墨鱼　大蒜与墨鱼同食，能达到强精的效果，还能够防止肥胖。

☒ 大蒜 + 芒果　大蒜与芒果同食，容易导致肠胃不适。

蒜蓉炒芥蓝

时令养生经：蒜蓉炒芥蓝可以利水化痰、解毒祛风、解劳乏、清心明目，适合胃及十二指肠溃疡和阴虚火旺者食用。

原料： 芥蓝150克，蒜末少许

调料： 盐3克，鸡粉少许，水淀粉、芝麻油、食用油各适量

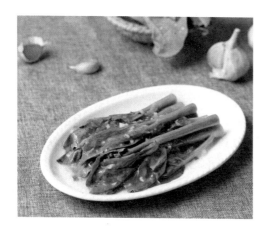

做法：

1 将洗净的芥蓝切除根部。

2 锅中注水烧开，加入盐、食用油，略煮一会儿，倒入芥蓝，搅散，焯约1分钟，食材断生后捞出，沥干水分。

3 用油起锅，撒上蒜末，爆香，倒入芥蓝，注水，加入盐、鸡粉，炒匀调味，

4 用水淀粉勾芡，淋上芝麻油，炒匀炒透。

5 关火后盛在盘中即可。

蒜蓉油麦菜

原料： 油麦菜220克，蒜末少许

调料： 盐2克，鸡粉2克，食用油适量

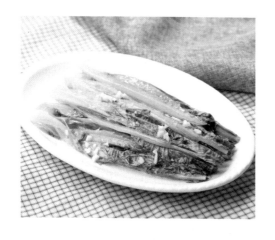

做法：

1 洗净的油麦菜由菜梗处切开，改切条形，备用。

2 用油起锅，倒入蒜末，爆香。

3 放入油麦菜，用大火快炒，注入少许清水，炒匀。

4 加盐、鸡粉，炒至入味。

5 盛出炒好的菜肴，装入盘中即可。

时令养生经：蒜搭配油麦菜，能促进血液循环、安神助眠、消除多余的脂肪，适宜小满时节食用。

三、芒种——结实成穗，生津止渴

玉米  利尿消肿

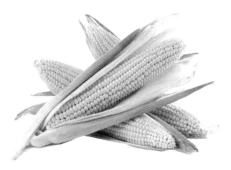

|【玉米什么节气吃最好？】小满 | 芒种 | 夏至 |

玉米排毒助消化，适合小满、芒种、夏至时节食用。

性味： 性平，味甘

归经： 归肝、胆、膀胱经

选购秘诀： 颜色浅、重量足、不空洞者较佳

保存技巧： 保存玉米需将外皮及毛须去除，并放置在干燥通风处

　　玉米是粗粮中的保健佳品，其中富含的膳食纤维素，可刺激胃肠蠕动，加速肠内毒素的排出，可防治便秘、胃病、肠炎、肠癌等。

　　玉米胚芽中的不饱和脂肪酸和维生素E协同作用，可降低血液胆固醇浓度，防止动脉硬化。

　　玉米中所含的玉米黄质和叶黄素有强大的抗氧化作用，可以吸收进入眼球内的有害光线，保护黄斑的健康，所以，司机、学生、编辑、作家等经常使用眼睛的人，都应该多吃一些黄色的玉米。

▶ **搭配**宜忌

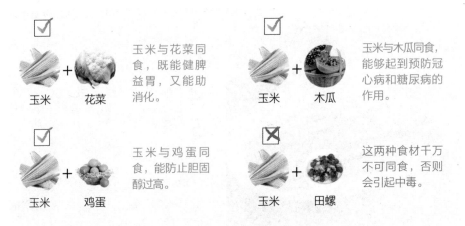

玉米 + 花菜	玉米与花菜同食，既能健脾益胃，又能助消化。
玉米 + 木瓜	玉米与木瓜同食，能够起到预防冠心病和糖尿病的作用。
玉米 + 鸡蛋	玉米与鸡蛋同食，能防止胆固醇过高。
玉米 + 田螺	这两种食材千万不可同食，否则会引起中毒。

玉米牛奶饮

时令养生经：玉米牛奶饮可以保护视力、降血脂、滋养皮肤，适合便秘和高血压患者食用。

原料： 玉米粒50克，牛奶500毫升，奶油适量

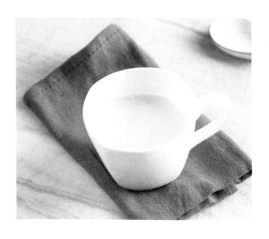

做法：

1　锅置火上，倒入备好的牛奶，放入奶油。

2　倒入洗净的玉米粒，搅拌匀，用中火煮约4分钟至玉米粒熟软，关火后盛出煮好的材料，装入容器中，放凉待用。

3　取榨汁机，选择"搅拌"刀座组合，倒入放凉的材料，盖上盖。

4　选择"榨汁"功能，榨约2分钟，至玉米粒成粉末状。

5　断电后倒入玉米汁，滤入碗中即成。

冬菇玉米排骨汤

原料： 去皮胡萝卜100克，玉米170克，排骨块250克，水发冬菇60克

调料： 盐2克

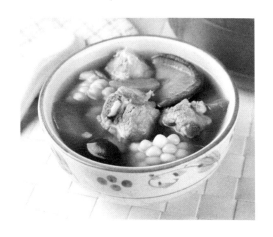

做法：

1　洗净去皮的胡萝卜切块，玉米切段，洗净的冬菇去柄。

2　排骨块入热水锅中氽一下，捞出。

3　砂锅注水烧开，放排骨块、胡萝卜块、玉米段、冬菇，拌匀，煮1小时至食材熟透。

4　加入盐，稍稍搅拌至入味。

5　关火后盛出煮好的汤，装入碗中即可。

时令养生经：玉米搭配冬菇、排骨，营养全面，具有延缓衰老、防癌抗癌、降血压、降血脂等功效。

豇豆 帮助消化

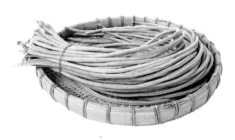

| **【豇豆什么节气吃最好？】芒种**

豇豆开胃健脾，适合芒种时节食用。

性味： 性平，味甘
归经： 归脾、胃经
选购秘诀： 长度较长，粗细均匀
保存技巧： 通常直接放在保鲜袋中冷藏，能保存5~7天

　　豇豆分为长豇豆和饭豇豆两种。饭豇豆一般可作为粮食煮粥、制作豆沙馅食用，长豇豆则用作蔬食。生豇豆中含有两种对人体有害的物质：皂苷和植物血凝素。食用生豇豆或未炒熟的豇豆，会引起中毒，所以为了防止豇豆中毒，烹调豇豆时，要充分炒熟和煮熟。

　　豇豆的磷脂可促进胰岛素分泌，防治糖尿病；同时豇豆能维持正常的消化腺分泌和胃肠道蠕动，抑制胆碱酶活性，可增进食欲。因此，糖尿病患者若能经常食用豇豆，对身体健康将会大有助益。

▶ **搭配**宜忌

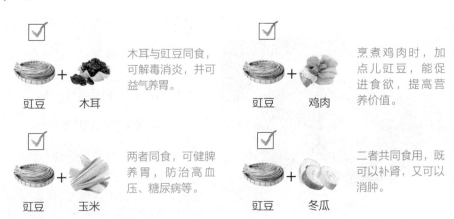

豇豆 ＋ 木耳　木耳与豇豆同食，可解毒消炎，并可益气养胃。

豇豆 ＋ 鸡肉　烹煮鸡肉时，加点儿豇豆，能促进食欲，提高营养价值。

豇豆 ＋ 玉米　两者同食，可健脾养胃，防治高血压、糖尿病等。

豇豆 ＋ 冬瓜　二者共同食用，既可以补肾，又可以消肿。

红糖大麦豇豆粥

时令养生经：豇豆搭配大麦，能强健脾胃、利尿祛湿、清热解毒，适合饮食过度和胸闷腹胀者食用。

原料：豇豆200克，水发大麦230克

调料：红糖40克

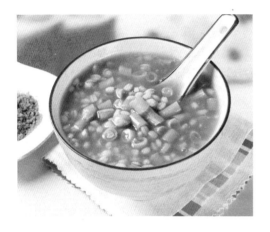

做法：

1 择洗好的豇豆切成小段。

2 砂锅注水烧开，倒入水发好的大麦，拌匀，盖上锅盖，煮30分钟至熟软。

3 掀开锅盖，倒入豇豆、红糖，搅拌匀。

4 盖上锅盖，再续煮约10分钟至入味。

5 掀开锅盖，持续搅拌片刻，将煮好的粥盛出装入碗中即可。

土豆豇豆烧腊肉

原料：土豆250克，腊肉200克，豇豆150克，洋葱100克，红椒30克，姜片、蒜片各少许

调料：盐2克，鸡粉2克，生抽4毫升，料酒5毫升，食用油适量

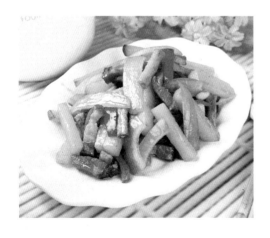

做法：

1 去皮的土豆切条，豇豆切段，腊肉、洋葱、红椒均切条。

2 土豆、豇豆入油锅炸片刻，捞出；腊肉入热水锅中氽水，捞出。

3 热锅注油烧热，放姜片、蒜片，爆香，加腊肉、生抽、料酒、土豆、豇豆、清水、盐、鸡粉，炒匀，焖至熟软。

4 放洋葱、红椒，翻炒片刻，将炒好的菜盛出即可。

时令养生经：土豆豇豆烧腊肉可以润肠通便、开胃消食、健脾和胃，适合糖尿病和肾虚患者食用。

高粱  健脾和胃

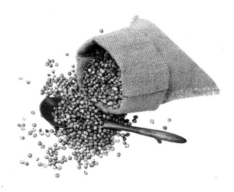

| **【高粱什么节气吃最好？】芒种** |

高粱凉血解毒、祛湿，适合芒种时节食用。

性味： 性温，味甘、涩

归经： ·归脾、胃经

选购秘诀： 颗粒整齐，富有光泽，干燥无虫，无沙粒，碎米极少，闻之有清香味

保存技巧： 置于阴凉、通风、干燥处保存

　　高粱有一定的药效，具有消积、温中、涩肠胃、止霍乱的功效。不仅可供直接食用，还可以制成糖、酒。高粱根也可入药，平喘、利尿、止血是其功效。它的茎秆能榨汁熬糖。

　　高粱中含有单宁，有收敛固脱的作用，患有慢性腹泻的病人常食高粱米粥，将会看到明显的疗效，但若是大便秘结者，应少食或不食高粱。

　　在杂粮中，高粱所含的赖氨酸含量低，因而蛋白质的品质也最差；高粱中的烟酸含量也不如玉米多，但却能为人体所吸收。因此，以高粱为主食的地区，很少出现"癞皮病"。

▶ **搭配宜忌**

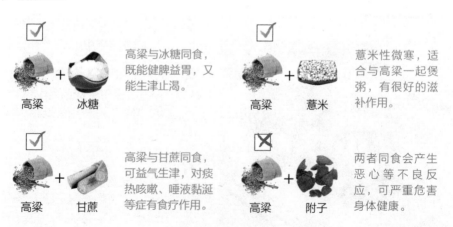

高粱与冰糖同食，既能健脾益胃，又能生津止渴。

薏米性微寒，适合与高粱一起煲粥，有很好的滋补作用。

高粱与甘蔗同食，可益气生津，对痰热咳嗽、唾液黏涎等症有食疗作用。

两者同食会产生恶心等不良反应，可严重危害身体健康。

山楂高粱粥

时令养生经: 山楂高粱粥可以开胃消食、降血压、增强免疫力，适合消化不良者和心血管疾病患者食用。

原料: 水发高粱米200克，山楂片15克，姜丝、葱花各少许

调料: 盐2克，鸡粉2克

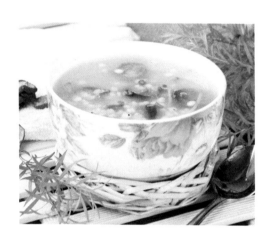

做法:

1 砂锅中注水烧开，倒入高粱米、山楂片，拌匀。

2 盖盖，用小火煮40分钟。

3 揭盖，放入姜丝、盐、鸡粉、葱花，拌匀。

4 关火后盛出煮好的粥，装入碗中，撒上葱花。

5 待稍微放凉后即可食用。

高粱红豆粥

原料: 红豆70克，高粱米50克

调料: 冰糖20克

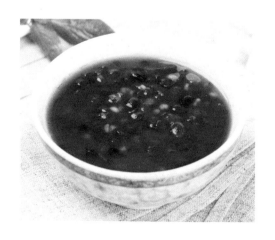

做法:

1 砂锅中注入适量清水烧开。

2 放入高粱米和红豆，拌匀。

3 盖上盖，烧开后转小火煮约75分钟至食材熟透。

4 揭盖，放入冰糖，搅拌匀，用中火煮至溶化。

5 盛出煮好的红豆粥，装碗即可。

时令养生经: 高粱搭配红豆，能起到和胃、健脾、止泻的作用，适宜芒种时节食用。

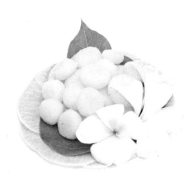

荸荠 凉血生津

| 【荸荠什么节气吃最好？】芒种 | 夏至 |

荸荠生津润肺、消食除胀，适合芒种和夏至时节食用。

性味： 性微寒，味甘

归经： 归肺、胃、大肠经

选购秘诀： 以形状完整、果实坚硬者为佳

保存技巧： 新鲜荸荠可以放在装有水的容器里储存在冰箱中，这样可以保存两周

　　荸荠是低酸性、低蛋白质的蔬菜，口感清脆，且含大量淀粉质、维生素C、维生素A，能减轻沉着于皮肤表面的色素。其中磷的含量是根茎蔬菜中最高的，可帮助人体生理和骨骼生长发育，又可促进体内营养物质的代谢，提高体质的酸碱平衡，还可预防急性传染病，是很好的防病食品。

▶ **搭配宜忌**

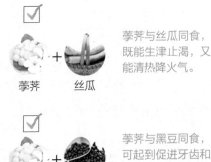

荸荠　　丝瓜

荸荠与丝瓜同食，既能生津止渴，又能清热降火气。

荸荠　　黑豆

荸荠与黑豆同食，可起到促进牙齿和骨骼发育的作用。

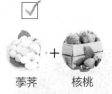

荸荠　　核桃

荸荠与核桃同食，有利于消化。

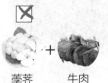

荸荠　　牛肉

荸荠与牛肉同食，容易伤到脾胃。

银耳莲子荸荠羹

时令养生经：荸荠搭配银耳、莲子、枸杞，能清热解毒，适合慢性支气管炎和肺原性心脏病患者食用。

原料： 水发银耳150克，去皮荸荠80克，水发莲子100克，枸杞15克

调料： 冰糖40克

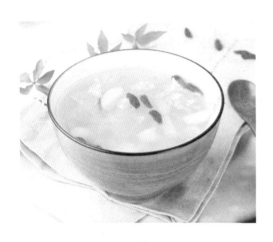

做法：

1 洗净的荸荠切碎，洗净的莲子去心。

2 砂锅中注水烧开，倒入荸荠、莲子、银耳，拌匀，加盖，煮1小时至熟。

3 揭盖，加冰糖、枸杞，拌匀。

4 加盖，续煮10分钟至溶化。

5 揭盖，稍稍搅拌至入味，盛出煮好的菜肴，装入碗中即可。

圣女果甘蔗荸荠汁

原料： 圣女果100克，去皮荸荠120克，甘蔗110克

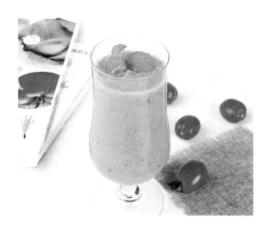

做法：

1 洗净去皮的荸荠对半切开，处理好的甘蔗切成小块。

2 备好榨汁机，倒入甘蔗块、清水，盖上盖，榨取甘蔗汁。

3 将榨好的甘蔗汁滤入碗中。

4 备好榨汁机，放入圣女果、荸荠，加甘蔗汁，盖盖，榨取果汁。

5 打开盖，将榨好的果汁倒入杯中即可。

时令养生经：圣女果甘蔗荸荠汁可以促进食欲、清热解毒、健胃消食，适合脾胃虚寒和胃腹寒痛者食用。

乌梅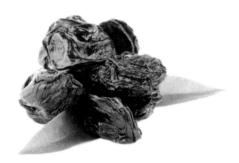

改善肝脏功能

| 【乌梅什么节气吃最好？】芒种｜夏至｜小暑 |

乌梅生津解暑，适合芒种、夏至、小暑时节食用。

性味： 性平，味酸、涩
归经： 归肝、脾、肺、大肠经
选购秘诀： 散发淡淡酸香气的较佳
保存技巧： 置于干燥处保存

中医认为酸味食物具有养肝补肝的功效，乌梅味酸，在所有酸味食物中它的养肝补肝功效最好。中医古籍也指出乌梅具有极好的"和肝气，养肝血"等功效。

此外，酸味的乌梅可刺激唾液分泌，生津止渴，夏日常用来解暑、防治热病、改善咽喉干燥、口渴多饮、治疗糖尿病等。乌梅富含有机酸，能增加食欲、促进消化、促进胆囊收缩和增加胆汁分泌，对胃呆食少、消化不良、饮酒宿醉、孕妇呕吐和缓解身体疲劳皆有效用。

乌梅中的梅酸，可软化血管、推迟血管硬化，具有防老抗衰的作用。然而，乌梅也不宜多食，多食容易对牙齿造成损伤、增加咳痰量、引起上火。

▶ **搭配**宜忌

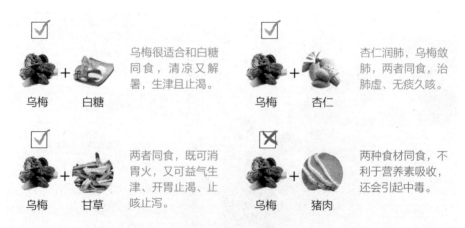

乌梅 ＋ 白糖　　乌梅很适合和白糖同食，清凉又解暑，生津且止渴。

乌梅 ＋ 杏仁　　杏仁润肺，乌梅敛肺，两者同食，治肺虚、无痰久咳。

乌梅 ＋ 甘草　　两者同食，既可消胃火，又可益气生津、开胃止渴、止咳止泻。

乌梅 ＋ 猪肉　　两种食材同食，不利于营养素吸收，还会引起中毒。

乌梅甘草姜汤

时令养生经：乌梅甘草姜汤可以开胃消食、生津止渴，适合胃溃疡、支气管哮喘患者食用。

原料： 甘草8克，乌梅8克，干姜5克

做法：

1 取杯子，倒入备好的乌梅。

2 放入干姜、甘草。

3 倒入适量开水。

4 盖上杯盖，泡半小时。

5 揭开杯盖，即可饮用。

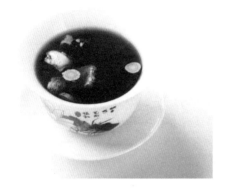

乌梅生姜绿茶

原料： 乌梅5克，绿茶包1袋，生姜丝少许

做法：

1 砂锅中注入适量清水烧热，倒入乌梅。

2 盖上锅盖，煮30分钟。

3 关火后揭开盖，搅拌均匀。

4 在茶杯中放入姜丝、绿茶包。

5 盛入煮好的乌梅汁，略泡一会儿即可饮用。

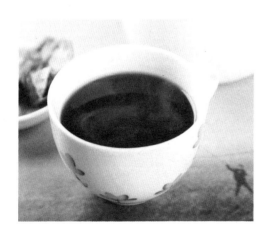

时令养生经：乌梅搭配绿茶、生姜，能促进消化、杀菌解毒，适宜芒种时节食用。

四、夏至——昏沉欲睡，清心解暑

冬瓜 消暑解毒

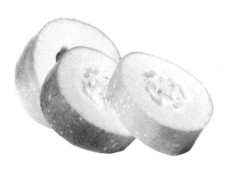

| 【冬瓜什么节气吃最好？】夏至 | 小暑 | 大暑 |

冬瓜解暑祛湿，适合夏至、小暑和大暑时节食用。

性味：性微寒，味甘、淡
归经：归肺、大小肠、膀胱经
选购秘诀：切面的部分洁白，没有腐黄才新鲜
保存技巧：整瓜放在没有阳光的干燥处，瓜下放草垫或木板，可以存放4~5个月

冬瓜可去心火、除烦躁、降血糖，并使肾脏排泄出老旧废物。酷热的夏天，喝上一碗冬瓜汤，马上就能消除烦躁。冬瓜是寒凉之性，烹煮时，可在食物中加入少许生姜。

经常食用冬瓜，能去除人体内过剩的脂肪。由于冬瓜的含糖量较低，也适合糖尿病患者食用。在炎热的夏季，如中暑烦渴，食用冬瓜能收到显著的疗效。

▶ **搭配宜忌**

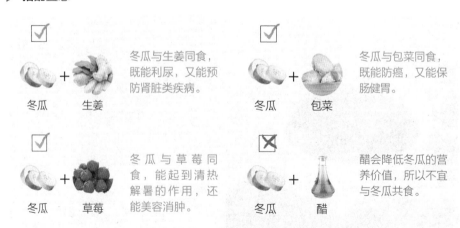

冬瓜 + 生姜　冬瓜与生姜同食，既能利尿，又能预防肾脏类疾病。

冬瓜 + 包菜　冬瓜与包菜同食，既能防癌，又能保肠健胃。

冬瓜 + 草莓　冬瓜与草莓同食，能起到清热解暑的作用，还能美容消肿。

冬瓜 + 醋　醋会降低冬瓜的营养价值，所以不宜与冬瓜共食。

红枣蒸冬瓜

时令养生经：红枣补中益气，搭配冬瓜食用可养血安神、调养身心。

原料： 红枣5颗，去皮冬瓜300克

调料： 蜂蜜40克

做法：

1 洗净的红枣去核，切丁。

2 洗好的冬瓜切大块，底部均匀打上十字刀，但不切断。

3 将切好的冬瓜装盘，倒上切好的红枣。

4 蒸锅注水烧开，放上冬瓜和红枣，蒸20分钟至熟软。

5 取出蒸好的冬瓜和红枣，趁热淋上蜂蜜即可。

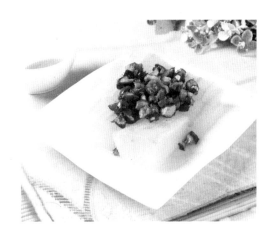

干贝冬瓜芡实汤

原料： 冬瓜125克，排骨块240克，水发芡实80克，水发干贝30克，蜜枣3颗，姜片少许

调料： 盐2克

做法：

1 洗净的冬瓜切块。

2 排骨块入热水锅中氽一下，捞出。

3 砂锅注水，放入排骨、芡实、蜜枣、干贝、姜片，拌匀，煮至熟。

4 放入冬瓜块，拌匀，续煮30分钟至冬瓜熟。

5 加入盐，稍稍搅拌至入味即可。

时令养生经：燥热的夏至来碗干贝冬瓜芡实汤，可充分发挥冬瓜、芡实的清热解毒、利水消痰、除烦止渴的功效。

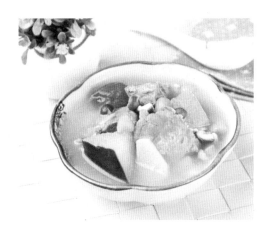

莲子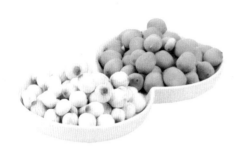

> 清心醒脾

| 【莲子什么节气吃最好？】小满 | 芒种 | 夏至 |

莲子清心除烦、开胃进食，适合小满、芒种和夏至时节食用。

性味： 性平，味甘、涩

归经： 归脾、肾、心经

选购秘诀： 要挑选颗粒完整、均匀饱满、颜色呈牙黄色，没有碎裂和杂质，并带有清香味的

保存技巧： 置于干燥处，防虫蛀鼠食

莲子滋补五脏，疏通十二经脉气血，使气血调达畅通。莲子含有莲子碱，有预防癌症的功效，可达到防癌的营养保健功效。莲子除有降血压作用之外，还具有清心安神、健脾益胃的功效。

莲子性平味甘，降心火，可促使内在精神安定，治疗神经质心悸烦闷的症状。莲子、莲心都是老少皆宜的滋补品，对于久病、孕妇或老年体虚者，是较适宜的营养佳品。

莲子有涩精的作用，青年人若梦遗、遗精或滑精，平日可多服食。

▶ **搭配宜忌**

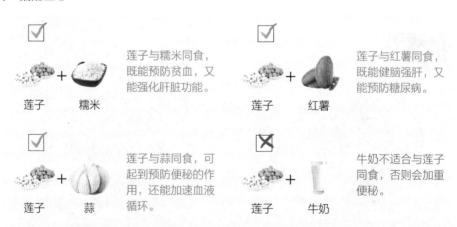

☑ 莲子 ＋ 糯米　莲子与糯米同食，既能预防贫血，又能强化肝脏功能。

☑ 莲子 ＋ 红薯　莲子与红薯同食，既能健脑强肝，又能预防糖尿病。

☑ 莲子 ＋ 蒜　莲子与蒜同食，可起到预防便秘的作用，还能加速血液循环。

☒ 莲子 ＋ 牛奶　牛奶不适合与莲子同食，否则会加重便秘。

党参莲子汤

时令养生经：莲子搭配陈皮、党参，可以清心醒脾、补脾止泻、养心安神，适合体质虚弱和气血不足者食用。

原料： 水发莲子100克，水发陈皮40克，党参30克

调料： 红糖适量

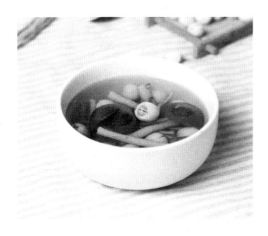

做法：

1 养生壶接通电源，放入不锈钢内胆，压紧，倒入莲子。

2 放入备好的党参，撒上陈皮，注入适量清水。

3 盖上壶盖，按"开关"键通电，选择"煎熬中药"功能，再调到"调理类"图标。

4 待机器运行约90分钟，熬出药材中的有效成分。

5 断电后倒出药膳汤，装在碗中，饮用时加入红糖拌匀即可。

银耳莲子红枣糖水

原料： 银耳1朵，红枣、莲子各适量

调料： 冰糖适量

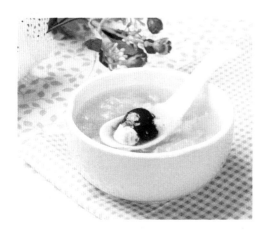

做法：

1 莲子、银耳、红枣分别用清水泡发，洗净后捞出。

2 银耳切去根部，切成小朵。

3 锅中注水，放入银耳、莲子、红枣，搅匀，煮40分钟。

4 加入冰糖，拌至均匀，煮10分钟。

5 掀开锅盖，将糖水盛出装入碗中即可食用。

时令养生经：银耳搭配补气活血的红枣、养心安神的莲子，便起到了养颜补血、红润皮肤的作用。

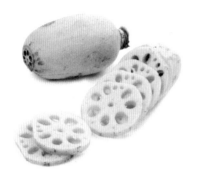

莲藕 <清热润肺

【莲藕什么节气吃最好?】夏至 | 小暑 |

莲藕清热生津、凉血,适合夏至和小暑时节食用。

性味:性凉,味辛、甘

归经:归肺、胃经

选购秘诀:表皮无损伤,切口要新鲜,藕节短且粗,越重越好,表面光滑呈淡红色

保存技巧:可以用纸包好,放入冰箱冷藏

　　莲藕含有维生素C和丰富的铁质,女性更年期内分泌失调、心烦、胸闷,甚至经期不定,常吃莲藕可以滋阴生血。怀孕妇女在妊娠期容易贫血,多吃莲藕排骨汤可以补充孕妇和胎儿的营养。

　　莲藕的食物纤维素可促进体内废物迅速排出,净化血液;莲藕还富含维生素K和矿物质,能够消除胃肠内部的热气,使身体清凉退火,对于经常应酬、压力沉重的人来说,莲藕是极佳的营养食品。

▶ **搭配**宜忌

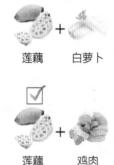

☑

莲藕　　白萝卜

莲藕与白萝卜一起食用,能够促进肠胃蠕动。

☑

莲藕　　芹菜

莲藕与芹菜同食,能够预防心脏动脉硬化。

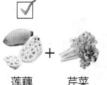

☑

莲藕　　鸡肉

莲藕与鸡肉同食,可增强造血机制,还能够强化肝脏功能。

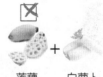

☒

莲藕　　白萝卜

莲藕与白萝卜同食,寒性较大,对身体不利。

莲藕柿饼姜汁

时令养生经：莲藕健脾润肺，生姜杀菌消炎，柿饼润肺生津，同食可消炎止咳、降低血压。

原料： 去皮莲藕130克，柿饼60克，姜末少许

调料： 蜂蜜20克

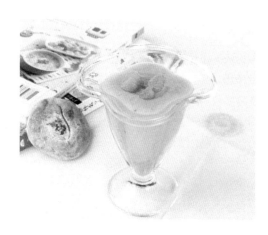

做法：

1 洗净去皮的莲藕切成小块，柿饼切成小块。

2 锅中注入适量的清水用大火烧开，放入莲藕块，焯至断生，捞出，沥干水分，待用。

3 备好榨汁机，倒入柿饼块、莲藕块、姜末。

4 倒入适量的凉开水，调转旋钮至1挡，榨取蔬果汁。

5 将榨好的蔬果汁倒入杯中，再淋上备好的蜂蜜即可。

莲藕核桃栗子汤

原料： 水发红莲子65克，红枣40克，核桃65克，陈皮30克，鸡肉块180克，板栗仁75克，莲藕100克

调料： 盐2克

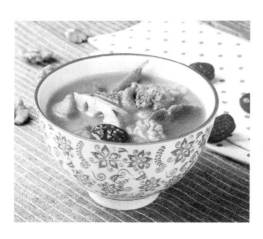

做法：

1 洗净的莲藕切块。

2 鸡块入热水锅中氽片刻，捞出。

3 砂锅注水烧开，放入鸡块、藕块、红枣、陈皮，拌匀。

4 放入红莲子、板栗仁、核桃，拌匀，煮至熟。

5 加入盐，搅拌片刻至入味即可。

时令养生经：莲藕是水中之王，核桃是补脑佳品，配上吸收了山野灵气的板栗，熬制后即成养颜补气的美味汤品。

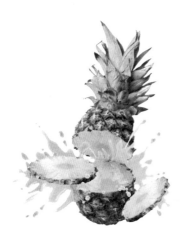

菠萝 开胃顺气

| 【菠萝什么节气吃最好？】芒种 | 夏至 | 小暑 |

菠萝甘酸生津，适合夏季芒种、夏至和小暑时节食用。

性味： 性平，味甘

归经： 归胃、肾经

选购秘诀： 果身挺拔，鳞目较大

保存技巧： 完整的菠萝在6～10℃下保存，不仅果皮会变色，果肉也会成水浸状，因此不要放进冰箱储藏，要在避光、阴凉、通风的地方储存

菠萝中的B族维生素含量丰富，能促进新陈代谢，消除疲劳感；不仅如此，菠萝中含有的微量元素锰，能促进钙的吸收，预防骨质疏松症。

菠萝中含有丰富的菠萝蛋白酶，能分解蛋白质，溶解阻塞于组织中的纤维蛋白和血凝块，改善局部的血液循环，稀释血脂，消除炎症和水肿，对心脑血管疾病、肾炎、高血压和支气管炎有辅助疗效。

菠萝在饭后食用，能帮助消化，尤其进食肉类及油腻食物之后，吃些菠萝更为适宜。

▶ **搭配宜忌**

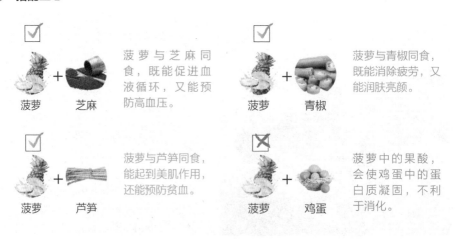

菠萝 ✓ 芝麻 　菠萝与芝麻同食，既能促进血液循环，又能预防高血压。

菠萝 ✓ 青椒 　菠萝与青椒同食，既能消除疲劳，又能润肤亮颜。

菠萝 ✓ 芦笋 　菠萝与芦笋同食，能起到美肌作用，还能预防贫血。

菠萝 ✗ 鸡蛋 　菠萝中的果酸，会使鸡蛋中的蛋白质凝固，不利于消化。

菠萝炒木耳

时令养生经：菠萝炒木耳可抑制血小板凝聚，降低血液中胆固醇的含量，对冠心病、心脑血管疾病颇为有益。

原料： 菠萝200克，水发木耳120克，枸杞15克

调料： 盐4克，鸡粉2克，料酒、水淀粉、食用油各适量

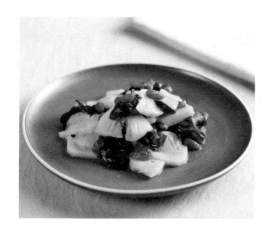

做法：

1 将洗净的木耳切成小块，去皮洗净的菠萝切成片。

2 锅中注入清水烧开，加入食用油、盐，倒入木耳，拌匀，焯约1分钟至熟。

3 将焯好的木耳捞出备用。

4 用油起锅，倒入菠萝、木耳，拌炒约1分钟至入味。

5 加入料酒、盐、鸡粉，炒匀调味，倒入清水，煮片刻；加入水淀粉，炒匀，撒上枸杞，将锅中材料盛出装盘即可。

鲜姜菠萝苹果汁

原料： 菠萝150克，苹果100克，生姜少许

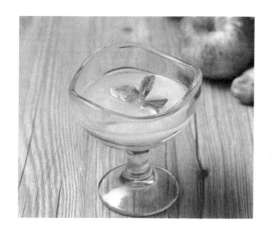

做法：

1 去皮的菠萝切块；苹果去核，切块；洗净的生姜，去皮，切片。

2 取榨汁机，选择"搅拌"刀座组合，倒入切好的菠萝、苹果、姜片。

3 加入适量矿泉水。

4 盖上盖子，选择"榨汁"功能，榨取水果汁。

5 把榨好的果汁倒入杯中即可。

时令养生经：鲜姜菠萝苹果汁能促进钠从体内排出，有平衡体内血压的功效，比较适合高血压患者食用。

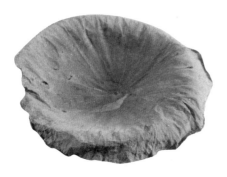

荷叶 清暑利湿

| 【荷叶什么节气吃最好？】芒种 | 夏至 |

荷叶解暑清热、利湿，适合夏至和芒种时节食用。

性味： 性凉，味苦、辛、微涩
归经： 归心、肝、脾经
选购秘诀： 以叶大、完整、色绿、无斑点者为佳
保存技巧： 保存在通风干燥处，防蛀

荷叶含有莲碱、原荷叶碱和荷叶碱等多种生物碱及维生素C、多糖，有清热解毒、凉血止血的作用。

荷叶色青绿、气芬芳，是传统药膳中常选用的原料。荷叶有升发清阳、凉血止血等功效。近代研究证实，荷叶有良好的降血脂、降胆固醇和减肥的作用，其食疗范围将进一步扩大。

▶ **搭配宜忌**

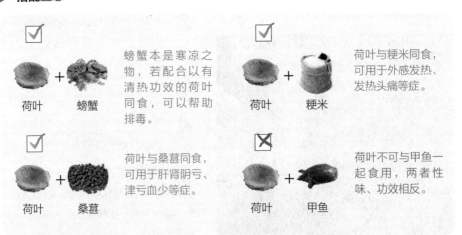

螃蟹本是寒凉之物，若配合以有清热功效的荷叶同食，可以帮助排毒。

荷叶 + 螃蟹

荷叶与粳米同食，可用于外感发热、发热头痛等症。

荷叶 + 粳米

荷叶与桑葚同食，可用于肝肾阴亏、津亏血少等症。

荷叶 + 桑葚

荷叶不可与甲鱼一起食用，两者性味、功效相反。

荷叶 + 甲鱼

| 荷叶粥 |

时令养生经：荷叶粥可补中益气、健脾养胃、增强免疫力，适合减肥者和高脂血症患者食用。

原料： 大米200克，荷叶3克

调料： 冰糖适量

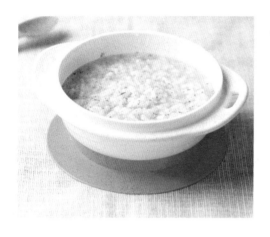

做法：

1 砂锅中注入清水烧热，倒入荷叶，拌匀，盖上盖，煮20分钟至其析出有效成分。

2 揭开锅盖，将药材捞干净。

3 倒入洗好的大米，拌匀。

4 盖上锅盖，续煮40分钟至大米熟软。

5 揭开锅盖，加入冰糖，搅匀，煮至溶化；将煮好的粥盛出，装入碗中即可。

| 荷叶茶 |

原料： 干荷叶5克，山楂6克，决明子8克

调料： 冰糖20克

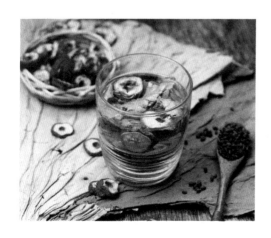

做法：

1 砂锅中注入适量清水烧开，倒入洗净的干荷叶、山楂、决明子。

2 盖上盖，煮沸后用小火煮约15分钟，至其析出有效成分。

3 揭盖，放入冰糖，拌匀。

4 大火煮片刻，至冰糖溶化。

5 盛出煮好的荷叶茶。

时令养生经：荷叶搭配山楂、决明子，可以清热解暑、散瘀止血，适合高血压患者食用。

五、小暑——天热难寝，补充水分

南瓜 加强胃肠蠕动

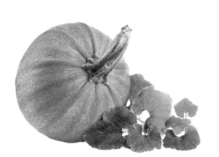

| 【南瓜什么节气吃最好？】小暑 | 夏至 |

南瓜补中益气，适合小暑和夏至时节食用。

性味： 性温，味甘
归经： 归脾、胃经
选购秘诀： 果皮具光泽，有些较绿，当瓜梗有萎缩状时，表示内部已完全成熟
保存技巧： 能久放于阴凉处

南瓜富含类胡萝卜以及维生素C、维生素E，其中含锌量很高，常吃可以有效抑制癌细胞生长，可用于治疗肺结核、低热、胃痛、月经失调等。同时还可促进溃疡愈合，适合胃病患者食用。

南瓜所含的营养成分能促进胆汁分泌，帮助食物消化。此外，亦可活跃新陈代谢，促进造血功能，是脾胃虚寒者的养生食品，具有防癌功效，增强肝、肾细胞的再生能力，也是人体生长发育所需的重要物质。

▶ **搭配宜忌**

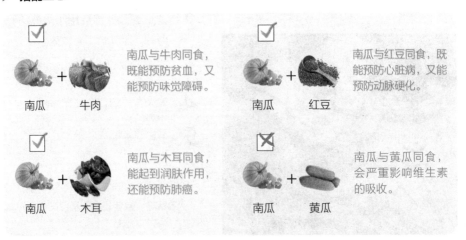

南瓜 ＋ 牛肉　　南瓜与牛肉同食，既能预防贫血，又能预防味觉障碍。

南瓜 ＋ 红豆　　南瓜与红豆同食，既能预防心脏病，又能预防动脉硬化。

南瓜 ＋ 木耳　　南瓜与木耳同食，能起到润肤作用，还能预防肺癌。

南瓜 ＋ 黄瓜　　南瓜与黄瓜同食，会严重影响维生素的吸收。

南瓜虾米冬粉

时令养生经：南瓜清热解毒、帮助消化，其含有的多糖能提高人体免疫力，配上虾米可益气补血。

原料： 南瓜肉270克，水发香菇75克，水发绿豆粉150克，虾米35克，姜片少许

调料： 盐少许，鸡粉2克，胡椒粉2克，食用油适量

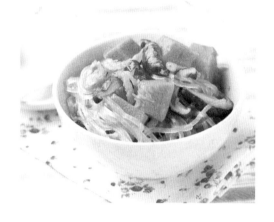

做法：

1 去皮的南瓜肉切块，洗好的香菇切片。

2 用油起锅，放姜片，爆香，加虾米、香菇、南瓜块、清水，炒匀，煮至熟透。

3 倒入洗净的绿豆粉，搅散。

4 加入盐、鸡粉，撒上胡椒粉，搅匀，再煮一会儿，至食材熟透入味。

5 关火后盛在碗中即可。

冰糖百合蒸南瓜

原料： 南瓜条130克，鲜百合30克

调料： 冰糖15克

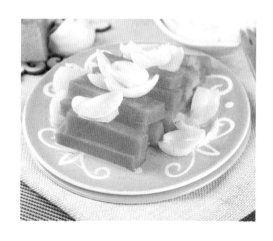

做法：

1 把南瓜条装在蒸盘中。

2 放入鲜百合，再撒上冰糖。

3 备好电蒸锅，放入蒸盘，蒸约10分钟，至食材熟透。

4 断电后揭盖，取出蒸盘。

5 稍微冷却后食用即可。

时令养生经：南瓜补中益气、清热解毒，百合滋阴润肺，二者搭配食用有不可忽视的食疗作用。

丝瓜 除皱消炎

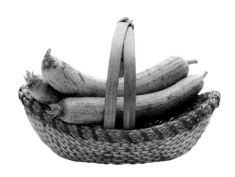

| 【丝瓜什么节气吃最好？】小暑 | 大暑 |

丝瓜解毒消肿，适合小暑和大暑时节食用。

性味：性凉，味甘

归经：归肝、胃经

选购秘诀：形体正直、外皮无损、瓜纹明显、越重越好

保存技巧：可用纸包起来放进冰箱里冷藏，以免水分流失

丝瓜又名菜瓜，可以食用也能供药用，营养成分中含有维生素A、维生素C以及多种矿物质。

丝瓜的汁液能够除皱消炎，防止脸上皮肤老化，消除斑点，减轻黑色素沉淀，有延缓细胞老化的功能，尤其是丝瓜叶更有抗衰老的功效。

丝瓜性凉，体内积热引起胃肠燥热、老年人多痰液，多吃丝瓜就可以消除。夏日被太阳晒伤的皮肤，敷一敷丝瓜水就能镇定下来。丝瓜还有解毒、止痛、活络筋脉的功效。

▶ **搭配宜忌**

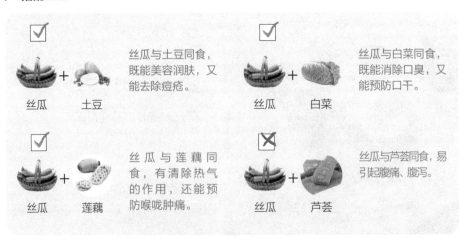

丝瓜与土豆同食，既能美容润肤，又能去除痘疮。

丝瓜 ＋ 土豆

丝瓜与白菜同食，既能消除口臭，又能预防口干。

丝瓜 ＋ 白菜

丝瓜与莲藕同食，有清除热气的作用，还能预防喉咙肿痛。

丝瓜 ＋ 莲藕

丝瓜与芦荟同食，易引起腹痛、腹泻。

丝瓜 ＋ 芦荟

香菇丝瓜汤

时令养生经：丝瓜搭配香菇，能起到清热解渴、补充人体水分的作用，适合月经不调者和身体疲乏者食用。

原料： 鲜香菇30克，丝瓜120克，高汤200毫升，姜末、葱花各少许

调料： 盐2克，食用油少许

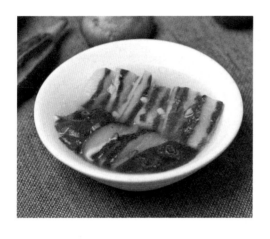

做法：

1 洗好的香菇切粗丝，去皮洗净的丝瓜切成小块。

2 用油起锅，下入姜末，爆香，放入香菇丝，翻炒至变软。

3 放入切好的丝瓜，炒匀，待丝瓜析出汁水后注入备好的高汤，拌匀。

4 盖上锅盖，用大火煮片刻至汤汁沸腾。

5 取下盖子，加入盐，拌匀调味，续煮片刻至入味；盛出煮好的丝瓜汤，撒上葱花即成。

清炒丝瓜

原料： 丝瓜200克，葱段少许

调料： 盐、鸡粉各少许，水淀粉8毫升，食用油适量

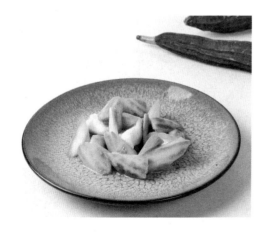

做法：

1 把洗净的丝瓜去皮，用斜刀切成小块。

2 用油起锅，放入切好的食材，炒匀。

3 注入清水，翻炒至熟透。

4 加入鸡粉、盐，炒匀调味。

5 倒入水淀粉，撒上葱段，用锅铲炒出葱香，盛入盘中即可。

时令养生经：清炒丝瓜有保护皮肤、消除斑块的功效，可使皮肤洁白、细嫩，是不可多得的美容佳品。

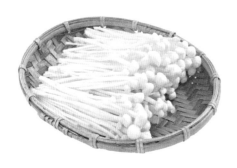

金针菇 提高免疫力

| 【金针菇什么节气吃最好？】夏至 | 小暑 |

金针菇促进新陈代谢，适合夏至和小暑时节食用。

性味： 性凉，味甘
归经： 归脾、大肠经
选购秘诀： 肥厚干爽且自然原色者为佳
保存技巧： 用水冲洗干净，马上用纸巾将水吸干，放在保鲜盒内放进冰箱冷藏

金针菇是一种营养丰富又能消除疾病、养生的美味食材，含有一种多糖体成分，可促进免疫系统功能，提高人体的免疫力，又可预防气喘、鼻炎、湿疹和多种过敏症状，还能对抗病毒性感染。

金针菇的菇柄中含有大量食物纤维，能够吸附胆酸物质，降低人体胆固醇，促进肠胃蠕动，对高脂血症患者有较好的疗效，对于血压神经系统的安定也有疗效。烹煮时，应避免时间过久，以防止营养蛋白质流失。

▶ **搭配宜忌**

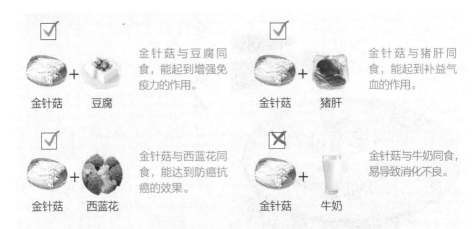

金针菇 ＋ 豆腐　　金针菇与豆腐同食，能起到增强免疫力的作用。

金针菇 ＋ 猪肝　　金针菇与猪肝同食，能起到补益气血的作用。

金针菇 ＋ 西蓝花　　金针菇与西蓝花同食，能达到防癌抗癌的效果。

金针菇 ＋ 牛奶　　金针菇与牛奶同食，易导致消化不良。

湘味金针菇

时令养生经：湘味金针菇可以缓解疲劳、抑制癌细胞、提高人体免疫力，适合肠道溃疡和心脑血管疾病患者食用。

原料： 金针菇200克，剁椒10克

调料： 盐2克，食用油、水淀粉各适量

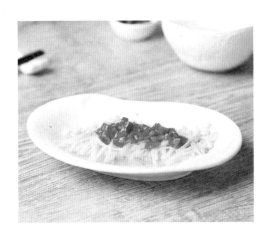

做法：

1 取一蒸盘，放入洗好的金针菇，铺开，待用。

2 备好电蒸锅，放入蒸盘，盖上盖，蒸约10分钟，至食材熟透。

3 断电后揭盖，取出蒸盘。

4 用油起锅，放入剁椒、盐。

5 倒入水淀粉，拌匀，调成味汁，关火后盛出，浇在蒸熟的金针菇上即成。

清拌金针菇

原料： 金针菇300克，朝天椒15克，葱花少许

调料： 橄榄油适量，盐2克，鸡粉2克，蒸鱼豉油30毫升，白糖2克

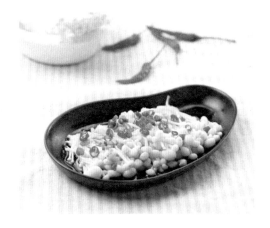

做法：

1 金针菇去除根部，朝天椒切圈。

2 锅中注水烧开，放入盐、橄榄油、金针菇，焯约1分钟至熟。

3 捞出，沥干，装盘，铺平。

4 朝天椒圈装碗，加蒸鱼豉油、鸡粉、盐、白糖，制成味汁，浇在金针菇上，再撒上葱花即可。

5 锅中注入橄榄油，烧热，将热油浇在金针菇上即可。

时令养生经：清拌金针菇能增强智力、促进生长发育，适合气血不足和营养不良的老人食用。

鳝鱼

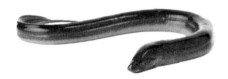

补气养血

【鳝鱼什么节气吃最好？】小暑

鳝鱼补气养血、滋补肝肾，适合小暑时节食用。

性味： 性温，味甘

归经： 归肝、脾、肾经

选购秘诀： 要挑选大而肥的、体色为灰黄色的活鳝

保存技巧： 鳝鱼最好现杀现烹，不要吃死鳝鱼

鳝鱼的营养价值很高，含有维生素B_1和维生素B_2、烟酸及人体所需的多种氨基酸等。同时，鳝鱼还具有补血益气、宣痹通络的保健功效。

中医认为，鳝鱼具有温阳益脾、滋补肝肾、祛风通络等功效。其肉能补中益血，鳝鱼头能止痢和治积食不消症，鳝鱼皮可治妇女乳腺硬块疼痛症。

现代医学对鳝鱼药用进行了研究，从鳝鱼中提取一种"黄鳝鱼素"，再从此鱼素中分离出黄鳝鱼素A和黄鳝鱼素B，这两种物质具有显著降血糖的作用和恢复调节血糖的生理功能。因此，鳝鱼是糖尿病人较理想的食品。

▶ **搭配宜忌**

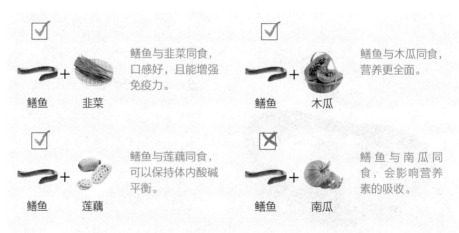

鳝鱼 ☑ 韭菜　鳝鱼与韭菜同食，口感好，且能增强免疫力。

鳝鱼 ☑ 木瓜　鳝鱼与木瓜同食，营养更全面。

鳝鱼 ☑ 莲藕　鳝鱼与莲藕同食，可以保持体内酸碱平衡。

鳝鱼 ☒ 南瓜　鳝鱼与南瓜同食，会影响营养素的吸收。

洋葱炒鳝鱼

时令养生经：洋葱炒鳝鱼有降血压、增加冠状动脉的血流量的作用，适合高血压患者食用。

原料： 鳝鱼200克，洋葱100克，圆椒55克，姜片、蒜末、葱段各少许

调料： 盐、料酒、生抽、水淀粉、芝麻油、鸡粉、食用油各适量

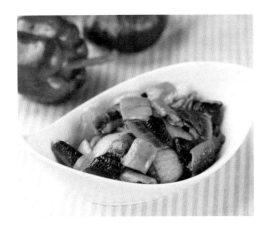

做法：

1 洋葱切块；圆椒去籽，切成块；处理好的鳝鱼切成小块。

2 将鳝鱼块装碗，加入盐、料酒、水淀粉，拌匀，腌渍10分钟。

3 锅中注水烧开，倒入鳝鱼，搅匀，捞出，沥干水分。

4 炒锅中倒入食用油烧热，放入姜片、蒜末、葱段，爆香；倒入圆椒、洋葱、鳝鱼，炒匀。

5 淋入料酒、生抽，加入盐、鸡粉，炒匀调味；倒入水淀粉、芝麻油，炒香，盛出炒好的菜肴即可。

黄芪红枣鳝鱼汤

原料： 鳝鱼肉350克，鳝鱼骨100克，黄芪、红枣、姜片、蒜苗各少许

调料： 盐2克，鸡粉2克，料酒4毫升

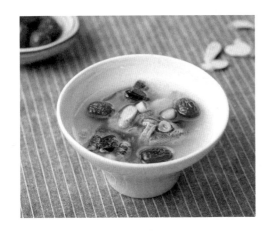

做法：

1 蒜苗切粒；鳝鱼肉切上网格花刀，切段；鳝鱼骨切成段。

2 鳝鱼骨入热水锅中汆一下，捞出。

3 鳝鱼肉入热水锅中汆一下，捞出。

4 砂锅注水烧热，放红枣、黄芪、姜片、鳝鱼骨，煮约30分钟。

5 放入鳝鱼肉、盐、鸡粉、料酒，煮至入味，撒上蒜苗即可。

时令养生经：鳝鱼搭配黄芪、红枣、姜片、蒜苗，能促进新陈代谢、补肾虚、益气补血，适合糖尿病患者和贫血者食用。

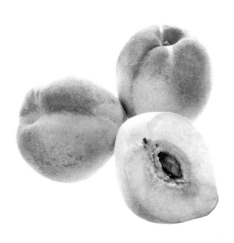

桃子

增强对抗疾病的能力

| 【桃子什么节气吃最好？】小暑 | 大暑 |

桃子补益气血、养阴生津，适合大暑和小暑食用。

性味：性温，味甘、酸

归经：归胃、大肠经

选购秘诀：蒂头绿、茸毛未脱尽、颜色红里透白或透黄、果粒饱满

保存技巧：要先用纸将桃子一个一个包好，再放入箱子里，避免桃子直接接触冷空气

桃子的膳食纤维能促进消化，使大便松软，改善便秘。营养中含铁量极高，可消除疲劳，是缺铁性贫血者的理想补品。

桃子中富含的维生素C和糖类能促进血液循环，保持牙龈健康，并使肌肤光滑细致，是爱美女性的最佳选择。同时桃子还具有活血和滋补的功能，其中富含的苹果酸更可协助消化高油脂食物，促进肝脏功能，排除体内的毒素。

▶ **搭配**宜忌

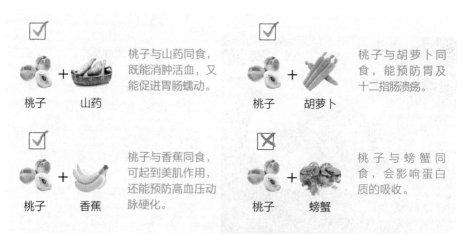

桃子　山药　　桃子与山药同食，既能消肿活血，又能促进胃肠蠕动。

桃子　胡萝卜　　桃子与胡萝卜同食，能预防胃及十二指肠溃疡。

桃子　香蕉　　桃子与香蕉同食，可起到美肌作用，还能预防高血压动脉硬化。

桃子　螃蟹　　桃子与螃蟹同食，会影响蛋白质的吸收。

桃子苹果汁

时令养生经：桃子苹果汁可以益气补血、降血压、安神助眠，适合减肥者和胃炎患者食用。

原料： 桃子45克，苹果85克

调料： 柠檬汁少许

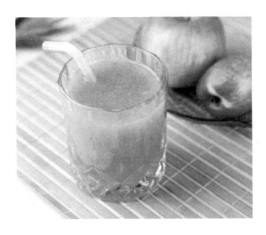

做法：

1 洗好的桃子去核，把果肉切成小块；洗净的苹果切瓣，去核，把果肉切成小块。

2 取榨汁机，选择"搅拌"刀座组合，放入苹果、桃子。

3 倒入柠檬汁，注入矿泉水。

4 盖上盖，选择"榨汁"功能，榨取汁水。

5 断电后揭开盖，倒出果汁，装入杯中即可。

桃子胡萝卜汁

原料： 桃子120克，胡萝卜85克

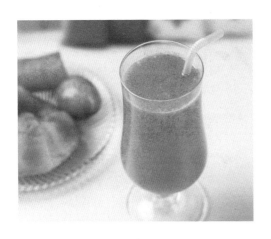

做法：

1 洗好的桃子去头尾，切成小块；洗好去皮的胡萝卜切成丁。

2 取榨汁机，选择"搅拌"刀座组合，倒入切好的桃子、胡萝卜。

3 加入适量矿泉水。

4 盖上盖，榨取汁水。

5 揭开盖，倒出果汁，撇去浮沫即可。

时令养生经：桃子搭配胡萝卜可以益肝明目、增强免疫力，适合营养不良和食欲不振者食用。

六、大暑——酷热防灾，吃苦消暑

苦瓜 清热泻火

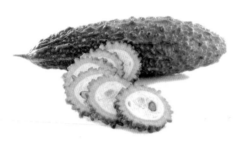

│【苦瓜什么节气吃最好？】大暑│

苦瓜清热益气、滋肝明目，适合大暑时节食用。

性味：性寒，味苦
归经：归心、肝、脾、肺经
选购秘诀：瓜形完整，外表瘤状明显
保存技巧：用纸包起来，包两层，装进夹链袋中，要用手将空气挤出，放入冰箱冷藏

苦瓜的植物性化合物中含有奎宁，其苦味可刺激胃液的分泌，除了起到抗氧化的作用，更具有促使细胞发育良好、加强微血管的渗透性、抑制高血糖的形成等功能。

在夏天皮肤容易发红疹、产生口干舌燥的人，可以直接喝清凉的苦瓜汁，或是煮苦瓜汤饮用，症状就会消除。

女性要想使皮肤光滑细致，也可以经常食用苦瓜。苦瓜除了能促进皮肤表皮的活性，更是润洁皮肤的优质食品，其营养成分中的维生素C含量特别丰富，可以调节体内细胞、排除毒素、增强身体免疫力、加强新陈代谢。

▶ **搭配宜忌**

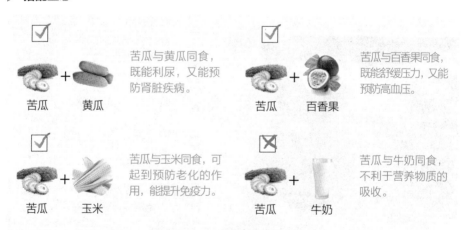

苦瓜　黄瓜
苦瓜与黄瓜同食，既能利尿，又能预防肾脏疾病。

苦瓜　百香果
苦瓜与百香果同食，既能舒缓压力，又能预防高血压。

苦瓜　玉米
苦瓜与玉米同食，可起到预防老化的作用，能提升免疫力。

苦瓜　牛奶
苦瓜与牛奶同食，不利于营养物质的吸收。

黑蒜炒苦瓜

时令养生经：黑蒜与苦瓜均为清心火养肺气的佳品，搭配食用能有效预防和控制"三高"及其并发症。

原料： 黑蒜70克，苦瓜200克，豆豉30克，彩椒65克，姜片、蒜片、葱段各少许

调料： 盐2克，鸡粉3克，芝麻油5毫升，水淀粉、食用油各适量

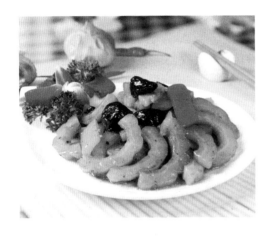

做法：

1 洗净的苦瓜对半切开，去籽，切厚片；彩椒切成块。

2 苦瓜片入热水锅中焯至断生，捞出，沥干水分。

3 用油起锅，倒入蒜片、姜片，爆香；放入豆豉、苦瓜片、彩椒块，炒匀；倒入黑蒜，炒匀。

4 加入盐、鸡粉，炒匀；放入葱段，加入水淀粉、芝麻油，翻炒约2分钟至熟。

5 关火后盛出炒好的菜肴，装入盘中即可。

蒸咸蛋酿苦瓜

原料： 苦瓜260克，熟咸蛋黄80克，清水200毫升

调料： 盐2克，白糖2克，鸡粉3克，咖喱膏8克，水淀粉10毫升，食用油适量

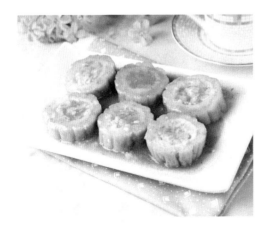

做法：

1 洗净的苦瓜切段，去除瓜瓤；熟咸蛋黄切碎末。

2 取苦瓜段，填入蛋黄末，放入蒸盘。

3 备好电蒸锅，放入蒸盘，蒸约10分钟至食材熟透，取出。

4 炒锅置旺火上，放清水、咖喱膏、盐、鸡粉、白糖，搅匀。

5 用水淀粉勾芡，注油，调成味汁，浇在蒸熟的菜肴上即可。

时令养生经：苦瓜清心明目，咸蛋鲜香味美，大暑时节食用能健脾开胃、消炎退热。

鸭肉 养胃生津

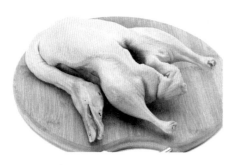

| 【鸭肉什么节气吃最好？】 小暑 | 大暑 |

鸭肉益气补虚，适合大暑和小暑时节食用。

性味： 性寒，味甘、咸
归经： 归脾、胃、肺、肾经
选购秘诀： 要选择肌肉新鲜、脂肪有光泽的鸭肉
保存技巧： 保存鸭肉的方法很多，可用熏、腊、风、腌等方法保存

鸭肉中的蛋白质含量为16%~25%，比畜肉中的蛋白质含量高得多。此外，鸭肉还含有0.8%~1.5%的无机物和较高的铁、铜、锌等微量元素。

鸭肉中的脂肪含量适中，并分布较均匀，脂肪酸主要是不饱和脂肪酸和低碳饱和脂肪酸，易于消化。

鸭肉具有滋五脏之阴、清虚劳之热、补血行水、止咳息惊等功效。现代医学研究认为，经常食用鸭肉除了能补充人体必需的多种营养成分外，对一些低热、食少、口干、大便干燥和有水肿的人也有很好的疗效。

▶ **搭配**宜忌

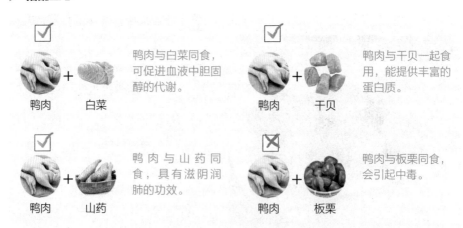

鸭肉 + 白菜 ☑ 鸭肉与白菜同食，可促进血液中胆固醇的代谢。

鸭肉 + 干贝 ☑ 鸭肉与干贝一起食用，能提供丰富的蛋白质。

鸭肉 + 山药 ☑ 鸭肉与山药同食，具有滋阴润肺的功效。

鸭肉 + 板栗 ☒ 鸭肉与板栗同食，会引起中毒。

泡椒炒鸭肉

时令养生经: 泡椒炒鸭肉可以补血行水、养胃生津、止咳自惊, 适宜大暑时节食用。

原料: 鸭肉200克, 灯笼泡椒60克, 泡小米椒40克, 姜片、蒜末、葱段各少许

调料: 豆瓣酱10克, 盐3克, 鸡粉2克, 生抽少许, 料酒5毫升, 水淀粉、食用油各适量

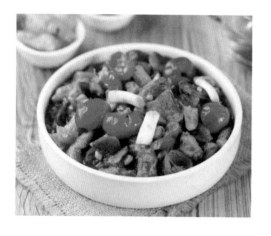

做法:

1 灯笼泡椒切成块, 泡小米椒切成段, 洗净的鸭肉切成块。

2 鸭肉装碗, 放生抽、盐、鸡粉、料酒、水淀粉, 腌渍至入味。

3 鸭肉块入热水锅中汆水, 捞出。

4 用油起锅, 放入鸭肉块, 炒匀, 加蒜末、姜片、料酒、生抽、泡小米椒、灯笼泡椒、豆瓣酱、鸡粉、清水, 炒匀, 盖上盖子, 焖煮至全部食材熟透。

5 取下盖子, 淋上水淀粉勾芡, 盛出锅中的食材, 撒上葱段即成。

彩椒黄瓜炒鸭肉

原料: 鸭肉180克, 黄瓜90克, 彩椒30克, 姜片、葱段各少许

调料: 生抽5毫升, 盐2克, 鸡粉2克, 水淀粉8毫升, 料酒、食用油各适量

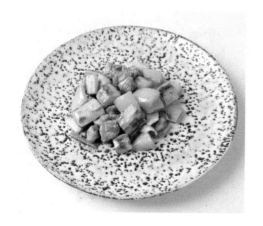

做法:

1 彩椒去籽, 切块; 黄瓜去瓤, 切块; 鸭肉切成块。

2 鸭肉装碗, 加生抽、料酒、水淀粉, 腌渍至入味。

3 用油起锅, 放姜片、葱段, 爆香, 倒入鸭肉, 炒至变色。

4 加料酒、彩椒、黄瓜, 炒匀。

5 放盐、鸡粉、生抽、水淀粉, 炒至入味, 装盘即可。

时令养生经: 鸭肉搭配黄瓜、彩椒, 可补阴益血、清虚热、增强免疫力, 适合热病患者和肥胖者食用。

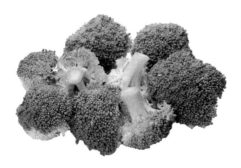

西蓝花 增强免疫力

| 【西蓝花什么节气吃最好？】夏至｜大暑 |

西蓝花清热解渴，适合大暑和夏至时节食用。

性味： 性凉，味甘

归经： 归肾、脾、胃经

选购秘诀： 以菜株亮丽、花蕾紧密结实的为佳

保存技巧： 用纸或透气膜包住西蓝花，直立放入冰箱的冷藏室内，大约可保鲜1周

研究发现，常吃西蓝花有爽喉、开音、润肺、止咳的功效，因此西蓝花被称为"天赐的良药"和"穷人的医生"，长期食用可以减少乳腺癌、直肠癌及胃癌等癌症的发病概率。

据美国癌症协会的报道，在众多的蔬菜水果中，西蓝花、大白菜的抗癌效果最好。它对杀死导致胃癌的幽门螺旋菌具有神奇功效。

西蓝花是含有类黄酮最多的食物之一，类黄酮除了可以防止感染，还是最好的血管清理剂，能够阻止胆固醇氧化，防止血小板凝结成块，因而可减少心脏病与脑卒中的发生率。

▶ **搭配宜忌**

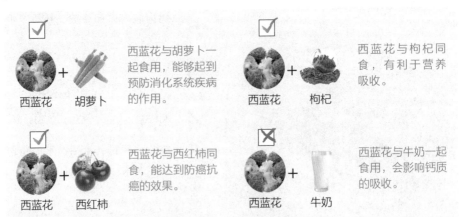

西蓝花与胡萝卜一起食用，能够起到预防消化系统疾病的作用。

西蓝花 ＋ 胡萝卜

西蓝花与枸杞同食，有利于营养吸收。

西蓝花 ＋ 枸杞

西蓝花与西红柿同食，能达到防癌抗癌的效果。

西蓝花 ＋ 西红柿

西蓝花与牛奶一起食用，会影响钙质的吸收。

西蓝花 ＋ 牛奶

草菇西蓝花

时令养生经：草菇西蓝花能促进人体新陈代谢，提高机体免疫力，增强抗病能力，适合糖尿病患者食用。

原料： 草菇90克，西蓝花200克，胡萝卜片、姜末、蒜末、葱段各少许

调料： 料酒8毫升，蚝油8克，盐2克，鸡粉2克，水淀粉、食用油各适量

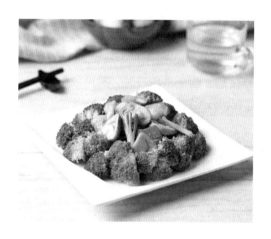

做法：

1 洗净的草菇切成小块，洗好的西蓝花切成小朵。

2 西蓝花、草菇均焯水，捞出。

3 用油起锅，放入胡萝卜片、姜末、蒜末、葱段，爆香。

4 倒入草菇、料酒，翻炒片刻，加蚝油、盐、鸡粉，炒匀。

5 淋水，倒入水淀粉，炒匀，将焯好的西蓝花摆盘，盛入炒好的草菇即可。

西蓝花菠萝汁

原料： 西蓝花140克，菠萝肉90克

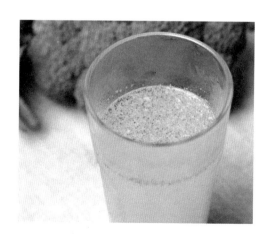

做法：

1 西蓝花切朵，菠萝肉切块。

2 锅中注入清水烧开，放入西蓝花，焯至断生，捞出。

3 西蓝花过凉水，沥干后装盘。

4 取榨汁机，放入西蓝花、菠萝块，注入纯净水，盖好盖子。

5 榨取蔬果汁，倒出，装入杯中即成。

时令养生经：西蓝花菠萝汁能增强肝脏的解毒能力，还能提高机体免疫力，适合癌症患者食用。

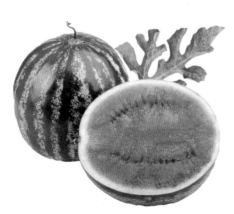

西瓜 消渴防暑

| 【西瓜什么节气吃最好？】大暑 |

西瓜降热解暑，适合大暑时节食用。

性味：性寒，味甘
归经：归心、胃、膀胱经
选购秘诀：果柄要新鲜，表皮纹路要扩散，才是成熟、甜度高的果实，用手拍会有清脆的响声
保存技巧：西瓜未切开时，整个放常温下保存，已切开的则要放进冰箱中冷藏

西瓜被称为"瓜中之王"，因其果肉中无脂肪，也没有胆固醇，所以是较安全的营养食品。

西瓜皮、果肉、西瓜籽都可食用兼药用。西瓜能清凉解热、利尿消炎、美容养颜，对人体益处很多，可治疗一切热证，并能消除暑热、预防中暑，改善口腔发炎，还能消除酒醉，预防肾脏病、高血压和动脉硬化。西瓜冷藏过容易变质，体质虚寒或胃溃疡患者都要小心食用。

▶ **搭配**宜忌

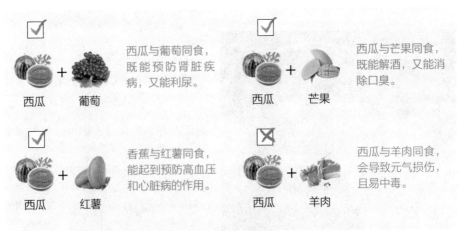

西瓜与葡萄同食，既能预防肾脏疾病，又能利尿。

西瓜 ＋ 葡萄

西瓜与芒果同食，既能解酒，又能消除口臭。

西瓜 ＋ 芒果

香蕉与红薯同食，能起到预防高血压和心脏病的作用。

西瓜 ＋ 红薯

西瓜与羊肉同食，会导致元气损伤，且易中毒。

西瓜 ＋ 羊肉

西瓜绿豆粥

时令养生经：西瓜搭配绿豆、大米，可以清热解毒、增进食欲、降血脂，适宜大暑时节食用。

原料： 水发大米95克，水发绿豆45克，西瓜肉80克

调料： 白糖适量

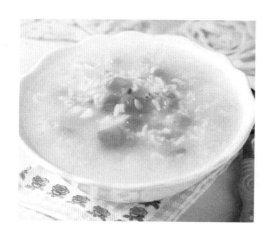

做法：

1. 西瓜肉切成小块。

2. 砂锅中注水烧开，倒入洗好的大米，拌匀。

3. 放入洗净的绿豆，拌匀，盖上盖，煮约30分钟至食材熟透。

4. 揭盖，加入白糖，拌匀，煮至溶化。

5. 倒入西瓜块，拌匀，盛出煮好的粥，装入碗中即可。

活力西瓜草莓汁

原料： 去皮西瓜150克，草莓50克，柠檬半个

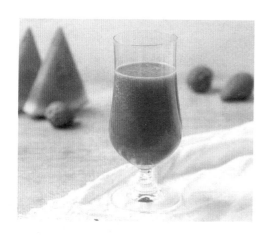

做法：

1. 西瓜切块；洗净的草莓去蒂，切块。

2. 将西瓜块和草莓块倒入榨汁机中，挤入柠檬汁。

3. 注入100毫升凉开水。

4. 盖上盖，启动榨汁机，榨约15秒成果汁。

5. 断电后将果汁倒入杯中即可。

时令养生经：活力西瓜草莓汁可有助于细胞生长，提高抗病能力，适合风热咳嗽和咽喉肿痛者食用。

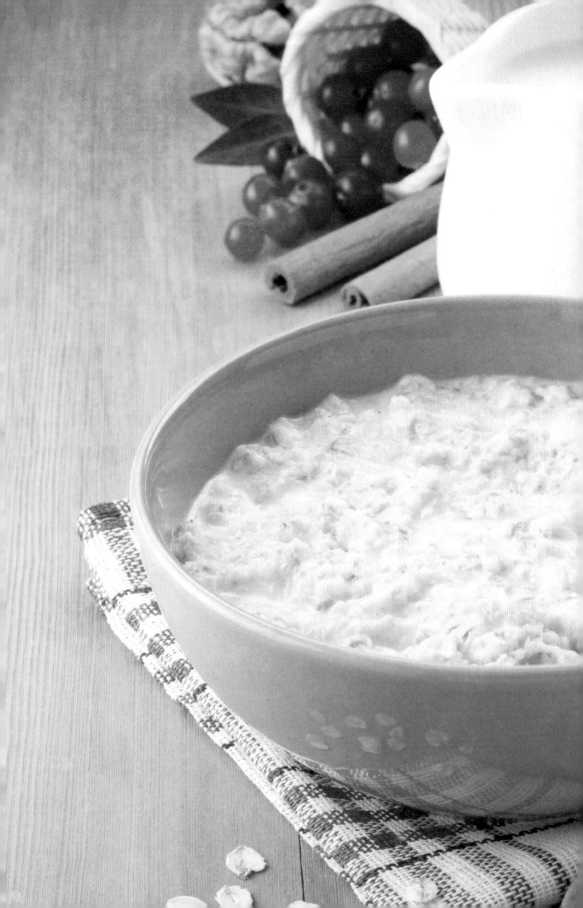

第四章

秋季润肺，这样吃皮肤好

秋季阳气渐收，阴气生长，干燥的气候容易伤损肺阴，会出现口干咽燥、便秘、皮肤干燥等症状，此时要注重保养体内的阴气，做到养阴防燥。秋季的饮食以滋润为主，宜多吃酸性食物，以收敛肺气。保持乐观情绪和宁静的心境，排除悲伤情绪的干扰，能在秋季达到养肺的目的。

一、立秋——微微秋意，养肺为先

茄子 降压降脂

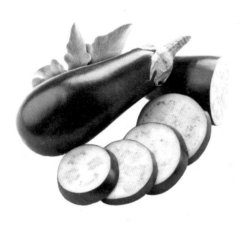

|【茄子什么节气吃最好？】立秋 | 处暑 |

茄子具有活血化瘀、清热消肿的功效，适合立秋、处暑时节食用。

性味： 性凉，味甘
归经： 归脾、胃、大肠经
选购秘诀： 果形匀称、皮薄肉厚
保存技巧： 放在阴凉通风干燥处保存

茄子营养丰富，含有蛋白质、脂肪、糖类、维生素等多种营养成分，其所含的维生素 E 有防止出血和抗衰老功能。

茄子含丰富的维生素 P，这种物质能增强人体细胞间的附着力，增强毛细血管的弹性，降低毛细血管的脆性及渗透性，防止微血管破裂出血，使心血管保持正常的功能。

茄子含有龙葵碱，能抑制消化系统肿瘤的增殖，对于防治胃癌有一定效果。

茄子可降血脂、降血压，常食血液中胆固醇水平不会增高，对人体健康有利。

▶ **搭配**宜忌

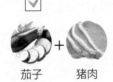

茄子 + 猪肉

猪肉可以滋阴润燥，与茄子同吃可以维持血压的正常水平。

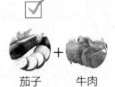

茄子 + 牛肉

牛肉蛋白质丰富，二者同食，有利于营养的均衡吸收，强身健体。

茄子 + 黄豆

黄豆含有丰富的膳食纤维，与茄子一同烧制菜肴，能达到通气、润燥消肿的作用。

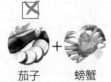

茄子 + 螃蟹

蟹肉性寒，茄子寒凉滑利，同吃会造成肠胃不适，脾胃虚寒的人应忌食。

茄子焖牛腩

时令养生经：牛腩含有高质量的蛋白质，与茄子一同焖制成菜肴，美味又补脾胃、益气血。

原料： 茄子200克，红椒35克，青椒35克，熟牛腩块150克，姜片、蒜末、葱段各少许

调料： 盐、豆瓣酱、老抽、料酒、生抽、水淀粉、食用油各适量

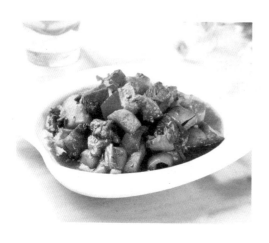

做法：

1 将茄子洗净去皮，切丁；青椒洗净切丁；红椒洗净切丁，备用。

2 热锅注油，烧至五成热，放入茄子丁，拌匀，炸至断生后捞出。

3 锅底留油，放入姜片、蒜末、葱段，爆香；倒入牛腩，炒匀，淋入料酒，炒香。

4 加入豆瓣酱、生抽、老抽，炒匀；注入适量清水，放入茄子，倒入红椒、青椒，拌匀；加入盐，炒匀，至食材入味；转大火，倒入水淀粉收汁，翻炒匀，盛出即可。

黄豆酱烧茄子

原料： 茄子300克，香菜少许

调料： 盐3克，黄豆酱20克，老抽、水淀粉、食用油各适量

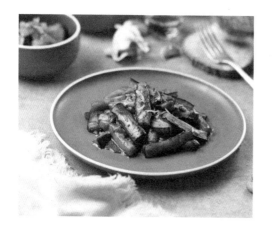

做法：

1 茄子洗净去皮，切成条，备用。

2 热锅注油，烧至五成热，放入茄子，炸约2分钟至熟，捞出。

3 锅留底油，倒入黄豆酱，炒香；加入清水，拌匀；倒入茄子。

4 加入盐、老抽，拌匀，煮至入味；加入水淀粉，用锅铲快速拌炒匀，盛出，撒上香菜即可。

时令养生经：食用黄豆酱烧茄子能有效改善心血管功能，帮助延缓人体衰老。

红薯 美容减肥

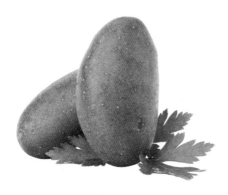

| 【什么节气吃最好？】立秋 | 处暑 |

红薯可以暖胃益肺、通便排毒，适合立秋、处暑时节食用。

性味： 性平，味甘

归经： 归脾、胃经

选购秘诀： 大小匀称、无发芽

保存技巧： 常温保存，放在通风、干燥的地方

红薯含钾、β－胡萝卜素、叶酸、维生素 C 和维生素 B_6，这几种成分均有助于预防心血管疾病。

红薯中的镁元素，有软化血管、平稳血压的作用，适合高血压病患者食用。

红薯含有糖类、膳食纤维、蛋白质、钙、铁等营养物质，是低脂肪低热量的食物，同时能有效地阻止糖类变为脂肪，可增进食欲、润泽肌肤。其中丰富的膳食纤维，可以促进胃肠蠕动、预防便秘和结肠直肠癌，有利于减肥健美、通便排毒、改善亚健康。

▶ **搭配宜忌**

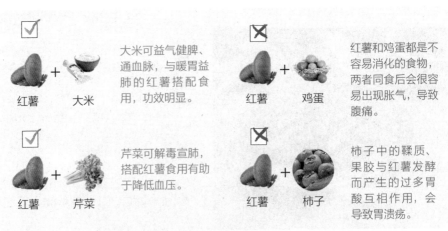

✓ 红薯 ＋ 大米　大米可益气健脾、通血脉，与暖胃益肺的红薯搭配食用，功效明显。

✗ 红薯 ＋ 鸡蛋　红薯和鸡蛋都是不容易消化的食物，两者同食后会很容易出现胀气，导致腹痛。

✓ 红薯 ＋ 芹菜　芹菜可解毒宣肺，搭配红薯食用有助于降低血压。

✗ 红薯 ＋ 柿子　柿子中的鞣质、果胶与红薯发酵而产生的过多胃酸互相作用，会导致胃溃疡。

红薯白米饭

时令养生经：一碗热气腾腾的红薯白米饭，暖胃益肺，适合立秋时节食用。

原料： 红薯200克，水发大米150克，

调料： 盐2克，鸡粉2克

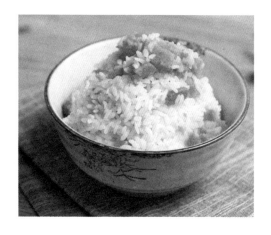

做法：

1 红薯洗净去皮，切丁，备用。

2 砂锅注水烧开，倒入洗好的大米，拌匀，用小火煮15分钟。

3 放入红薯，拌匀，用小火续煮15分钟。

4 放入盐、鸡粉，拌匀。

5 关火后盛出煮好的米饭，装入碗中即可。

橘子红薯汁

原料： 橘子2个，去皮熟红薯50克

调料： 肉桂粉少许

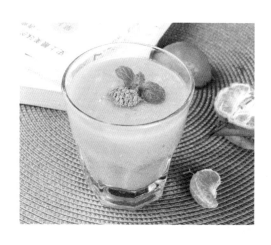

做法：

1 红薯洗净去皮，切块；橘子剥皮，去筋，剥成小瓣，待用。

2 将红薯块倒入榨汁机中，放入橘子瓣，注入80毫升的凉开水。

3 盖上盖，启动榨汁机，榨约15秒成蔬果汁。

4 断电后揭开盖，将蔬果汁倒入杯中，放上肉桂粉即可。

时令养生经：橘子气味芳香，果肉酸甜，与红薯一起榨汁，味道香浓，可降低血脂。

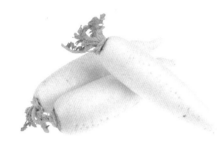

白萝卜 化痰清热

| 【什么节气吃最好？】立秋 | 小雪 |

白萝卜清甜爽口、开胃健脾，适合立秋和小雪时节食用。

性味： 性凉，味辛、甘
归经： 归肺、胃经
选购秘诀： 大小均匀，表面硬实
保存技巧： 可放在阴凉通风处

萝卜的口味清甜，丰富的维生素可让人产生食欲，并能舒缓胸闷，改善气喘。

白萝卜所含热量较少、纤维素较多，一方面可以促进胃肠蠕动，有助于体内废物的排出；另一方面，吃后易产生饱胀感，有助于瘦身减肥。

《本草纲目》称之为"蔬中最有利者"，因其具有清热生津、凉血止血、消食化滞等功效，日常烹制方式简易，受到大众的喜欢，更可治疗或辅助治疗多种疾病。

白萝卜中的木质素可以提高巨噬细胞的活力，帮助吞噬癌细胞，并且能够分解体内的致癌物质亚硝胺。白萝卜还能诱导人体自身产生干扰素，增加机体免疫力，并能抑制癌细胞的生长，对防癌、抗癌有重要作用。

▶ **搭配**宜忌

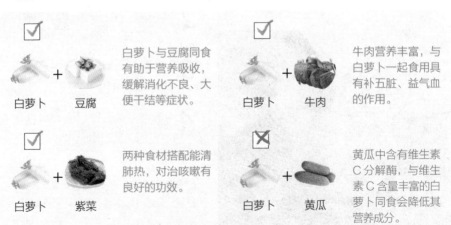

白萝卜 + 豆腐　白萝卜与豆腐同食有助于营养吸收，缓解消化不良、大便干结等症状。

白萝卜 + 牛肉　牛肉营养丰富，与白萝卜一起食用具有补五脏、益气血的作用。

白萝卜 + 紫菜　两种食材搭配能清肺热，对治咳嗽有良好的功效。

白萝卜 + 黄瓜　黄瓜中含有维生素C分解酶，与维生素C含量丰富的白萝卜同食会降低其营养成分。

白萝卜紫菜汤

时令养生经：立秋时节的一碗清热汤品，可化解燥热。注意煮制时紫菜不宜久煮，以免破坏其营养成分。

原料： 白萝卜200克，水发紫菜50克，陈皮10克，姜片少许

调料： 盐2克，鸡粉2克

做法：

1 白萝卜洗净去皮，切丝；陈皮洗净泡软，切丝。

2 锅中注水烧热，放入姜片、陈皮，搅匀，煮至沸腾。

3 倒入白萝卜丝，搅拌片刻；倒入紫菜，拌匀，煮约2分钟至熟。

4 加入盐、鸡粉，搅拌入味，盛出即可。

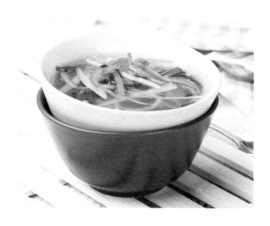

小麦甘草白萝卜汤

原料： 水发小麦80克，排骨块200克，甘草5克，红枣10克，白萝卜50克

调料： 盐3克，鸡粉2克，料酒适量

做法：

1 白萝卜洗净去皮，切块；排骨块洗净，焯水，备用。

2 砂锅注水烧开，倒入排骨、甘草、小麦，用大火煮开后转小火煮1小时至食材熟。

3 放入白萝卜、红枣，淋入少许料酒，续煮10分钟至食材熟透。

4 加入盐、鸡粉，拌匀调味即可。

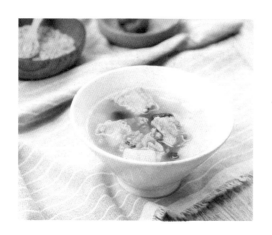

时令养生经：白萝卜与中药材麦冬、甘草、红枣的搭配，使清热生津的功效更佳。

芡实 补肾健脾

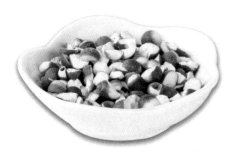

| **什么节气吃最好？** 立秋 | 处暑 | 白露 |

芡实健脾益胃，适合立秋、处暑和白露时节食用。

性味： 性平，味甘、涩
归经： 归脾、肾经
选购秘诀： 以颗粒饱满均匀、粉性足、无碎末及皮壳者为佳
保存技巧： 置于通风干燥处保存

芡实含糖类极为丰富，约为 75.4%，而含脂肪只为 0.2%，因而极容易被人体吸收。特别是夏季炎热导致脾胃功能衰退，进入秋凉后功能还没有得到改善，及时给予本品，既能健脾益胃，又能补充营养。

芡实含有丰富的淀粉，可为人体提供热量，并含有多种维生素，可保证人体营养需求，给日常生活提供活力。

芡实可以加强小肠吸收功能，提高尿木糖排泄率，增加血清胡萝卜素浓度；实验证明，血清胡萝卜素水平的提高，可使肺癌、胃癌的发病概率下降，大大减少癌症发生的可能。

▶ 搭配宜忌

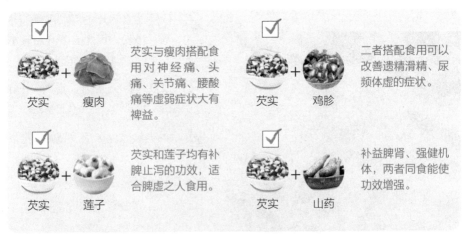

☑ 芡实 + 瘦肉 　芡实与瘦肉搭配食用对神经痛、头痛、关节痛、腰酸痛等虚弱症状大有裨益。

☑ 芡实 + 鸡胗 　二者搭配食用可以改善遗精滑精、尿频体虚的症状。

☑ 芡实 + 莲子 　芡实和莲子均有补脾止泻的功效，适合脾虚之人食用。

☑ 芡实 + 山药 　补益脾肾、强健机体，两者同食能使功效增强。

芡实海参粥

时令养生经：海参为滋补之品，搭配芡实食用固肾涩精的作用加强。

原料： 海参80克，大米200克，芡实10克，葱花、枸杞各少许

调料： 盐1克，鸡粉1克，芝麻油5毫升

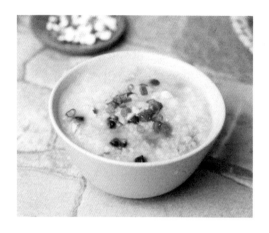

做法：

1. 处理干净的海参切丁。

2. 砂锅注水，倒入大米，用大火煮开后转小火续煮30分钟至大米熟软。

3. 倒入海参、芡实、枸杞，搅拌均匀，用小火续煮20分钟至食材熟软。

4. 加入盐、鸡粉、芝麻油，搅拌均匀。

5. 关火后盛出煮好的粥，装在碗中，撒上葱花即可。

莲子芡实瘦肉汤

原料： 瘦肉250克，芡实10克，莲子15克，姜片少许

调料： 盐3克，料酒10毫升，鸡粉适量

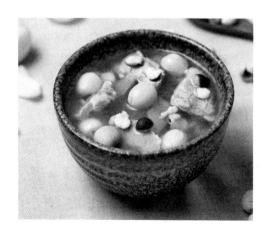

做法：

1. 将泡发好的莲子去除莲子心；瘦肉洗净切块，汆水，备用。

2. 砂锅注水烧热，放入莲子、芡实、姜片、瘦肉，淋入料酒，大火煮1分钟至沸腾，改小火，再炖1小时。

3. 加入盐、鸡粉，拌匀，关火后盛到碗中即可。

时令养生经：此乃口感香醇的汤品，有滋养脏腑、滑润肌肤的功效。

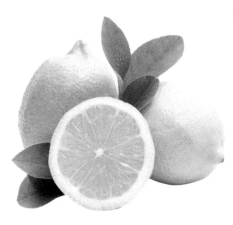

柠檬 除烦生津

| 【什么节气吃最好？】 小暑 | 立秋 |

柠檬清爽、生津又养颜，可以缓解小暑、立秋时节的闷热烦躁。

性味：性微寒，味酸、微甘
归经：归肺、胃经
选购秘诀：果皮光滑，颜色饱满
保存技巧：用保鲜袋包好放进冰箱，可以放置较长时间

柠檬富有香气，能祛除肉类、水产的腥膻之气，并能使肉质更加细嫩，无论是榨成果汁还是炒制菜肴，都能生津除烦，使食欲大增。

柠檬中的柠檬酸有收缩、增固毛细血管，降低通透性，提高凝血功能及血小板数量的作用，可缩短凝血时间和出血时间，具有止血作用。

吃柠檬还可以防治心血管疾病，能抑制钙离子促使血液凝固的作用，对稳定血压很有益处，可预防和治疗高血压、心肌梗死。

鲜柠檬中维生素含量极高，是美容的天然佳品，能防止和消除皮肤色素沉着，具有美白作用。感冒初期喝上一杯柠檬汁，能增强身体免疫力，消除疲劳。

▶ **搭配宜忌**

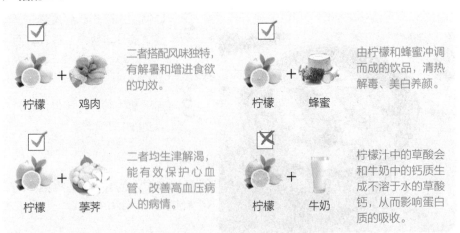

柠檬 + 鸡肉
二者搭配风味独特，有解暑和增进食欲的功效。

柠檬 + 蜂蜜
由柠檬和蜂蜜冲调而成的饮品，清热解毒、美白养颜。

柠檬 + 荸荠
二者均生津解渴，能有效保护心血管，改善高血压病人的病情。

柠檬 + 牛奶
柠檬汁中的草酸会和牛奶中的钙质生成不溶于水的草酸钙，从而影响蛋白质的吸收。

柠檬蒸乌头鱼

时令养生经：蒸鱼的时候放上点柠檬片，味道更鲜美，营养更全面。

原料： 乌头鱼400克，香菜15克，柠檬30克，红椒25克

调料： 鱼露25毫升

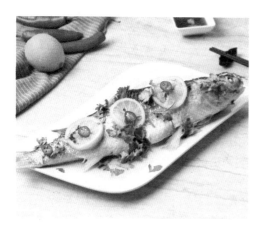

做法：

1 红椒洗净切圈；香菜洗净切碎；柠檬洗净切片；处理干净的乌头鱼斩去鱼鳍，从背部切开，备用。

2 取碗倒入鱼露，放入适量柠檬片、红椒，调成味汁。

3 取一个蒸盘，放入乌头鱼，倒入味汁，撒上适量香菜，备用。

4 蒸锅上火烧开，放入蒸盘，用中火蒸约15分钟至熟。

5 取出蒸好的乌头鱼，撒上余下的香菜即可。

柠檬花生黑米粥

原料： 熟黑米60克，花生50克，柠檬40克

调料： 冰糖30克

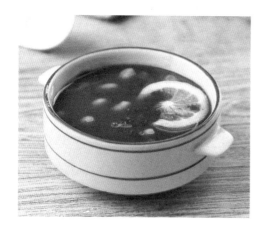

做法：

1 将洗净的柠檬切成片，装盘中。

2 锅中倒入清水，放入洗好的花生，盖上锅盖，煮约10分钟至花生熟软。

3 将煮熟的黑米倒入锅中，煮约30分钟至食材熟烂。

4 将冰糖、柠檬依次倒入锅中，搅匀，煮至冰糖完全溶化即可。

时令养生经：此粥品可促进儿童骨骼发育，也可防止老年人骨骼退行性病变的发生，对产后乳汁不足者有养血通乳的作用。

二、处暑——酷热终止，润燥止咳

银耳  润肺生津

| 【什么节气吃最好？】 处暑 | 白露 | 秋分 |

银耳具有养阴清热、润燥的功效，适合处暑时节食用。

性味：性平，味甘、淡
归经：归肺、胃、肾经
选购秘诀：朵形完整，无异味
保存技巧：注意防虫蛀，置于阴凉通风处

银耳口感滋润而不腻滞，所含的氨基酸含量及种类丰富，可益气清肠、安眠健胃、增强身体免疫力。银耳能起保肝作用，对老年慢性支气管炎、肺源性心脏病有一定疗效。

银耳富有天然特性胶质，加上它的滋阴作用，长期服用可以润肤，并有祛除脸部黄褐斑、雀斑的功效；其丰富的膳食纤维可助胃肠蠕动，能减少脂肪，是女性绝佳的美容、瘦身食品。

银耳富含维生素 D，能促进人体对钙的吸收，预防骨质疏松。

▶ **搭配宜忌**

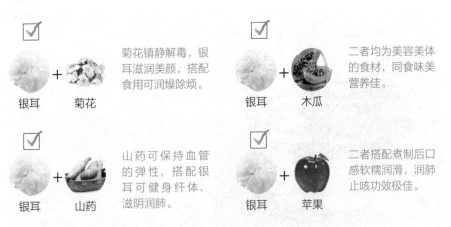

银耳 + 菊花　菊花镇静解毒，银耳滋润美颜，搭配食用可润燥除烦。

银耳 + 木瓜　二者均为美容美体的食材，同食味美营养佳。

银耳 + 山药　山药可保持血管的弹性，搭配银耳可健身纤体、滋阴润肺。

银耳 + 苹果　二者搭配煮制后口感软糯润滑，润肺止咳功效极佳。

木瓜银耳汤

时令养生经：一碗木瓜银耳汤补脾开胃、滋阴润肤，告别酷热。

原料： 木瓜200克，枸杞30克，水发莲子65克，水发银耳95克

调料： 冰糖40克

做法：

1 木瓜洗净切块，备用。

2 砂锅注水烧开，倒入木瓜；放入洗净泡好的银耳、莲子，搅匀，用大火煮开后转小火续煮30分钟至食材变软。

3 倒入枸杞，放入冰糖，搅拌均匀，续煮10分钟至食材熟软入味。

4 关火后盛出煮好的甜汤，装碗即可。

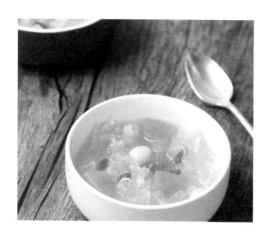

罗汉果闷银耳

原料： 水发银耳100克，罗汉果30克，枸杞5克，750毫升焖烧罐

调料： 冰糖40克

做法：

1 将罗汉果切开，去掉外壳，取出果肉，切块；泡发好的银耳切去黄色的根部，撕成小块。

2 往焖烧罐中倒入银耳、罗汉果肉，注入开水至八分满，闷1分钟，让食材充分预热。

3 倒出水后倒入枸杞、冰糖，再注入开水至八分满，闷2小时至食材熟透后拌匀盛出即可。

时令养生经：这道甜汤搭配有罗汉果，具有养心润肺、化痰止咳等功效。

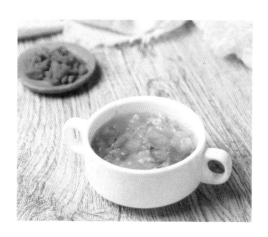

山药 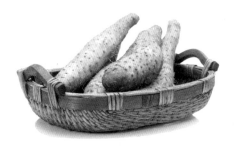 补阴润泽

| 【什么节气吃最好？】处暑 | 白露 | 秋分 |

山药补虚养胃，处暑、白露和秋分时节食用。

性味： 性平，味甘
归经： 归脾、肺、肾经
选购秘诀： 须毛越多，口感越佳
保存技巧： 可存放在阴凉通风处

山药含有淀粉酶、多酚氧化酶等物质，具有保持血管弹性、减少皮下脂肪积累、避免肥胖等功效；还有利于脾胃的消化、吸收功能，是平补脾胃的药食两用之品。

山药含皂苷、黏液质，有润滑、滋润的作用，可益肺气、养肺阴，辅助治疗肺虚痰嗽久咳之症。

山药含有大量维生素及微量元素，能有效阻止血脂在血管壁沉积，预防心血管疾病。

山药是一种高营养、低热量的食品，富含大量的淀粉、蛋白质、B族维生素、黏液蛋白和矿物质。其所含的黏液蛋白有降低血糖的作用，是糖尿病患者的食疗佳品。常食山药还有增强人体免疫力、益心安神、宁咳定喘、延缓衰老等保健作用。

▶ 搭配宜忌

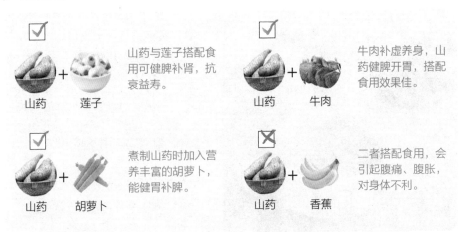

☑ 山药 ＋ 莲子
山药与莲子搭配食用可健脾补肾，抗衰益寿。

☑ 山药 ＋ 牛肉
牛肉补虚养身，山药健脾开胃，搭配食用效果佳。

☑ 山药 ＋ 胡萝卜
煮制山药时加入营养丰富的胡萝卜，能健胃补脾。

☒ 山药 ＋ 香蕉
二者搭配食用，会引起腹痛、腹胀，对身体不利。

蛋黄焗山药

时令养生经：香酥的蛋黄与清爽的山药搭配，味道鲜美，营养全面。

原料： 咸蛋黄70克，山药200克，葱花少许

调料： 鸡粉2克，盐少许，食用油适量

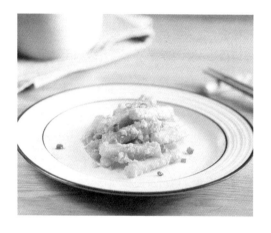

做法：

1　洗净的山药去除表皮，切条。

2　将咸蛋黄压碎，剁成末。

3　热锅注油，烧至五成热，下入山药条，炸约1分钟至出香味，捞出沥油，备用。

4　锅底留油，放入咸蛋黄末，大火爆出香味，倒入炸好的山药，拌炒匀。

5　注入适量清水，放入盐、鸡粉。用小火焖煮约3分钟至入味，撒入葱花，拌匀，盛出即可。

莲子山药养生粥

原料： 粳米、大麦米、荞麦、银耳、莲子、山药各适量

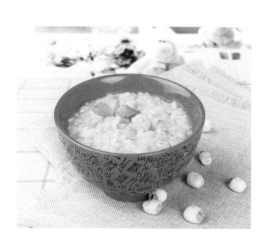

做法：

1　将所有材料洗净后浸泡2小时。

2　砂锅注水烧开，倒入泡好的材料，搅拌均匀。

3　加盖，用大火煮开后转小火煮20分钟至材料微软。

4　揭盖，搅拌一下；再加盖，续煮40分钟至粥品黏稠，盛出前搅拌均匀即可。

时令养生经：粳米养阴生津，搭配平胃止渴的大麦米、荞麦和健脾安神的银耳、莲子、山药，便可化痰止咳、滋阴润肺。

秋葵 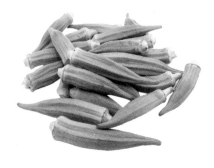保护心血管健康

| 【什么节气吃最好？】 立秋 | 处暑 | 白露 |

秋葵清热利湿，适合立秋、处暑和白露时节食用。

性味： 性寒，味微苦
归经： 归肾、胃、膀胱经
选购秘诀： 饱满鲜艳，形体直挺
保存技巧： 用保鲜袋装好，整齐置放于冰箱中

　　秋葵含有果胶、牛乳聚糖等，具有帮助消化、治疗胃炎和胃溃疡、保护皮肤和胃黏膜之功效，被誉为人类最佳的保健蔬菜之一。秋葵中的黏液果胶有利于减少肠胃对于胆固醇、脂肪的吸收，对排出机体的毒素帮助很大，可缓解便秘问题。

　　秋葵含有丰富的维生素 C 和可溶性纤维素，对保持皮肤弹性、促进皮肤美白作用明显，而且对软化血管、促进新陈代谢都具有很好的功效，特别是对于更年期的女性来说，适量食用秋葵具有很好的保健功效，使人显得更为年轻。

　　秋葵是一种蛋白质含量高、营养丰富，同时又是一种低脂肪、低热量的蔬菜可纤体健身，其所含丰富的矿物质和维生素能消除疲劳。

▶ **搭配**宜忌

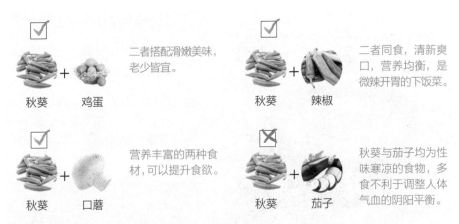

秋葵 ＋ 鸡蛋　　二者搭配滑嫩美味，老少皆宜。

秋葵 ＋ 辣椒　　二者同食，清新爽口，营养均衡，是微辣开胃的下饭菜。

秋葵 ＋ 口蘑　　营养丰富的两种食材，可以提升食欲。

秋葵 ＋ 茄子　　秋葵与茄子均为性味寒凉的食物，多食不利于调整人体气血的阴阳平衡。

凉拌秋葵

时令养生经：秋葵为凉性食材，过量食用会导致身体不适，因此要控制好量。

原料： 秋葵100克，朝天椒5克，姜末、蒜末各少许

调料： 盐2克，鸡粉1克，香醋4毫升，芝麻油3毫升，食用油适量

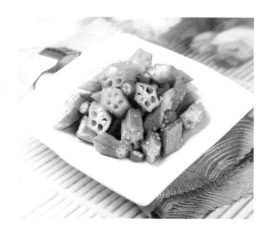

做法：

1 洗好的秋葵切成小段，洗净的朝天椒切小圈。

2 锅中注水，加入盐、食用油，烧开；倒入秋葵，拌匀，焯至断生，捞出，装碗待用。

3 在装有秋葵的碗中加入切好的朝天椒、姜末、蒜末，加入盐、鸡粉、香醋，再淋入芝麻油，充分拌匀。

4 将拌好的秋葵装入盘中即可。

蒜香秋葵炒牛肉

原料： 秋葵120克，牛肉200克，红椒30克，蒜瓣少许

调料： 盐2克，鸡粉3克，水淀粉3毫升，生抽3毫升，食用油适量

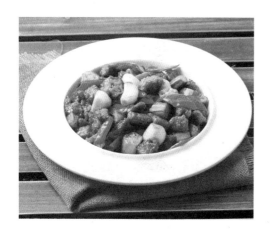

做法：

1 将红椒洗净切块；秋葵洗净切段，焯水；牛肉洗净切粒，装碗中，放入少许盐、鸡粉、水淀粉和食用油，抓匀，腌渍10分钟至入味。

2 起油锅，放入蒜瓣，爆香；倒入牛肉粒，搅散；加入秋葵，拌匀；放入红椒，炒匀。

3 加入盐、生抽、鸡粉，炒匀即可。

时令养生经：牛肉可滋养脏腑，搭配秋葵能补中益气。

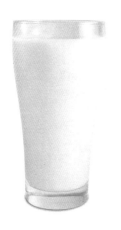

牛奶

镇静安神

【什么节气吃最好？】处暑 | 白露 | 秋分

牛奶可润泽肌肤，适合在处暑、白露和秋分时节食用。

性味： 性微寒，味甘

归经： 归肺、脾经

选购秘诀： 有淡香，无异物

保存技巧： 置于避免阳光直射的地方，常温或冷藏保存

牛奶含有可抑制神经兴奋的成分，有镇静安神的作用，睡前喝一杯牛奶可促进睡眠。

牛奶是人体钙的最佳来源，而且钙磷比例非常适当，利于钙的吸收。牛奶中的钙和维生素 D，在肠道内能与致癌物质相结合，清除其有害作用，能抑制多种癌细胞，还能阻断致癌物在体内发挥作用。

牛奶脂肪中富含抗癌物质 CLA，能有效破坏人体内有致癌危险的自由基，并能迅速和细胞膜结合，使细胞处于防御致癌物质侵入的状态，从而起到防癌作用。

牛奶中的乳清对面部皱纹有消除作用，日常适量饮用可达到滋润肌肤、美白等效果。

▶ **搭配**宜忌

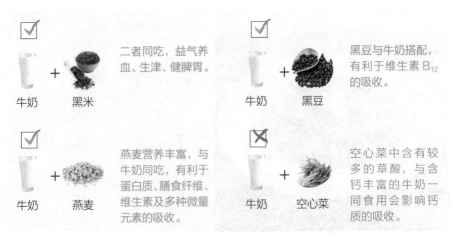

☑ 牛奶 ＋ 黑米	二者同吃，益气养血、生津、健脾胃。	☑ 牛奶 ＋ 黑豆	黑豆与牛奶搭配，有利于维生素 B$_{12}$ 的吸收。
☑ 牛奶 ＋ 燕麦	燕麦营养丰富，与牛奶同吃，有利于蛋白质、膳食纤维、维生素及多种微量元素的吸收。	☒ 牛奶 ＋ 空心菜	空心菜中含有较多的草酸，与含钙丰富的牛奶一同食用会影响钙质的吸收。

| 牛奶草莓舒眠汁 |

时令养生经：草莓味美有营养，搭配牛奶可改善人体新陈代谢，治疗失眠。

原料： 草莓4颗，牛奶200毫升

调料： 蜂蜜1小勺

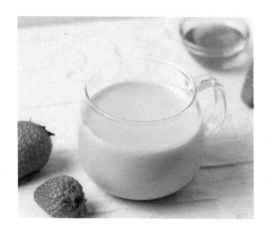

做法：

1 草莓洗净后去蒂，对半切开。

2 将草莓放入榨汁机中，倒入牛奶。

3 盖好盖子，榨成汁后倒入杯中。

4 淋上蜂蜜即可。

| 牛奶燕麦核桃粥 |

原料： 牛奶200毫升，燕麦60克，核桃仁20克

调料： 白糖20克

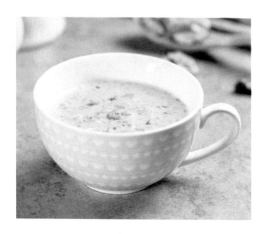

做法：

1 将燕麦放入碗中，注水清洗干洗，再放入滤网沥干，备用。

2 锅中注入牛奶，加入燕麦、核桃仁，小火煮30分钟。

3 加入白糖，搅拌至溶化，盛出即可。

时令养生经：牛奶、燕麦、核桃均是养生的佳品，适量食用可补肺润肠、美容养颜。

三、白露——露珠凝结，缓解秋燥

芋头 益气补肾

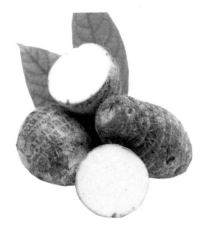

| 【什么节气吃最好？】 白露 | 秋分 |

芋头口感细软，绵甜香糯，易于消化，适合在白露和秋分时节食用。

性味： 性平，味甘、辛
归经： 归大肠、胃经
选购秘诀： 个头端正，无干枯收缩
保存技巧： 放置于干燥、阴凉、通风的地方

芋头为碱性食品，能中和体内积存的酸性物质，协调人体的酸碱平衡，达到美容养颜、乌黑头发的效果，还可以用来防治胃酸过多。

芋头中氟的含量较高，具有洁齿防龋、保护牙齿的作用。

中医认为芋头可补中益气。因为芋头含有丰富的黏液皂素及多种微量元素，可帮助机体纠正微量元素缺乏导致的生理异常，同时能增进食欲，帮助消化。

芋头中含有一种黏液蛋白，在被人体吸收后能产生免疫球蛋白，提高身体的抵抗力。

▶ **搭配宜忌**

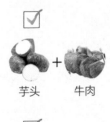

芋头 ＋ 牛肉

荤素搭配，养血补血，防治食欲不振及便秘。

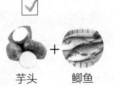

芋头 ＋ 鲫鱼

二者均为调养脾胃的食材，搭配食用可治疗脾胃虚弱。

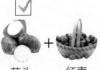

芋头 ＋ 红枣

红枣滋阴补血，搭配芋头，可养颜排毒，防止皮肤老化。

芋头 ＋ 香蕉

二者同食会导致胃部不适，产生胃痛、腹胀等症状。

萝卜芋头蒸鲫鱼

时令养生经：鲫鱼肉质细嫩，芋头绵甜香糯，二者同食可温胃补气。

原料： 净鲫鱼350克，白萝卜200克，芋头150克，姜丝、姜末、蒜末、葱丝、红椒丝、干辣椒碎、豆豉碎和花椒各适量

调料： 盐、白糖、生抽、料酒、食用油各适量

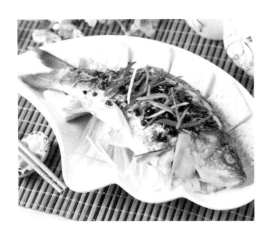

做法：

1 将白萝卜洗净去皮，切丝；芋头洗净去皮，切片；处理干净的鲫鱼切上刀花，撒上少许盐、料酒，腌渍约15分钟，备用。

2 起油锅，倒入花椒、豆豉碎和干辣椒碎，炒香；撒上姜末、蒜末、红椒丝、姜丝和葱丝，炒匀；加入生抽、盐、白糖，炒匀，制成酱汁装碗中，备用。

3 蒸盘中放入萝卜丝、芋头片和鲫鱼，浇上酱汁；蒸锅注水烧开，放入蒸盘，用大火蒸约10分钟，至食材熟透后取出即可。

干煸芋头牛肉丝

原料： 牛肉270克，鸡腿菇45克，芋头70克，青椒15克，红椒10克，姜丝少许

调料： 盐3克，淀粉少许，料酒4毫升，生抽6毫升，食用油适量

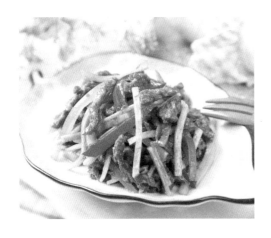

做法：

1 芋头洗净去皮切丝；鸡腿菇洗净切丝；红椒、青椒洗净切丝；牛肉切细丝，装碗中，加入料酒、盐、淀粉、生抽，拌匀，腌渍。

2 锅中注油烧热，倒入芋头丝、鸡腿菇，炸成金黄色，捞出。

3 油爆姜丝，倒入肉丝、红椒丝、青椒丝，炒透；放入芋头丝、鸡腿菇、盐、生抽，炒匀即可。

时令养生经：牛肉益气血、强筋骨，与芋头同食，可缓解秋天的烦躁。

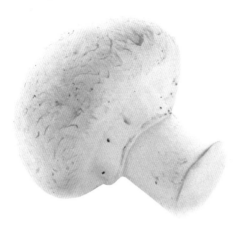

口蘑 提升免疫力

【什么节气吃最好？】白露 | 秋分 | 寒露 |

口蘑强身补虚，可在白露、秋分和寒露时节搭配制作美味佳肴。

性味：性平，味甘
归经：归肺、心经
选购秘诀：结构完整，没有酸味变质
保存技巧：可用保鲜袋装好，直接放在冰箱冷藏室保存

口蘑属于低热量食品，可以防止发胖，其含有丰富的植物纤维，具有减肥美容、防止便秘、促进排毒、预防糖尿病及大肠癌、降低胆固醇的作用。

口蘑含多种抗病毒成分，可以帮助人体抵抗病毒，能够防止过氧化物损害机体，可治疗因缺硒引起的血压上升和血黏稠度增加，调节甲状腺功能，提高免疫力。

食用口蘑可抑制血清和肝脏中胆固醇上升，对肝脏起到良好的保护作用；口蘑还含有多种抗病毒成分，对病毒性肝炎有一定的食疗效果。

▶ **搭配**宜忌

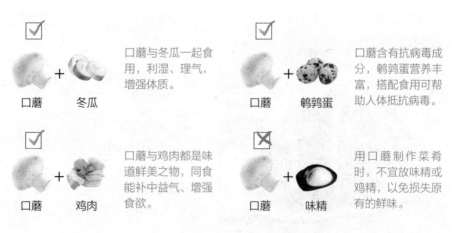

口蘑　　冬瓜　　口蘑与冬瓜一起食用，利湿、理气，增强体质。

口蘑　　鹌鹑蛋　　口蘑含有抗病毒成分，鹌鹑蛋营养丰富，搭配食用可帮助人体抵抗病毒。

口蘑　　鸡肉　　口蘑与鸡肉都是味道鲜美之物，同食能补中益气、增强食欲。

口蘑　　味精　　用口蘑制作菜肴时，不宜放味精或鸡精，以免损失原有的鲜味。

口蘑香菇粥

时令养生经：菇类鲜美，口感嫩滑，白露、秋分和寒露时节食用，对身体有利。

原料： 鲜香菇40克，鸡肉末75克，口蘑60克，水发大米160克，葱花少许

调料： 盐2克，鸡粉2克，料酒4毫升，生抽3毫升，食用油、水淀粉各适量

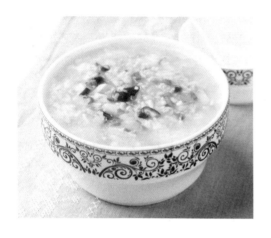

做法：

1 口蘑洗净切块；香菇洗净去蒂，切丁，备用。

2 起油锅，倒入鸡肉末，炒至变色；淋入料酒，炒匀；加入盐、鸡粉、生抽、水淀粉，炒匀，盛出，备用。

3 砂锅注水烧热，倒入大米，拌匀，烧开后用小火煮约30分钟；倒入香菇、口蘑，拌匀，用小火煮约15分钟至食材熟透。

4 加入盐、鸡粉，搅匀调味，倒入炒好的食材，搅匀，略煮，盛出后撒上葱花即可。

鸡肉口蘑稀饭

原料： 鸡胸肉90克，口蘑30克，上海青35克，奶油15克，米饭160克，鸡汤200毫升

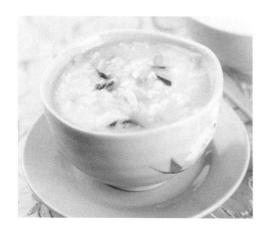

做法：

1 口蘑洗净切丁；上海青洗净切去根部，再切丁；鸡胸肉洗净切丁，备用。

2 砂锅中倒入奶油，炒至熔化；倒入鸡胸肉、口蘑，炒香；加入鸡汤，拌匀；倒入米饭，炒散，用小火煮约20分钟。

3 放入上海青，拌匀，煮约3分钟至食材熟透即可。

时令养生经：营养均衡的鸡肉口蘑稀饭，具有较好的强身健体功效。

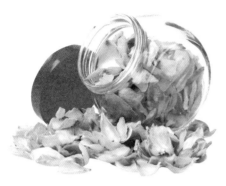

百合

清心安神

【什么节气吃最好？】白露｜寒露｜霜降

百合益气滋润，适合白露、寒露和霜降时节食用。

性味： 性微寒，味苦
归经： 归心、肺经
选购秘诀： 片张大、肥厚，表面干净无斑点
保存技巧： 用保鲜膜封好后置于冰箱中保存

百合甘凉清润、清肺润燥，对肺虚久咳、痰中带血、劳嗽咯血等病症具有较好的食疗作用。百合归心、肺经，含有百合苷成分，有镇静和催眠的作用，能清心除烦、宁心安神，还常用于治疗热病后余热未消、神思恍惚、失眠多梦、心情抑郁、悲伤欲哭等病症。

鲜品百合富含黏液质及维生素，对皮肤细胞新陈代谢有益，常食百合，有一定美容养颜作用。

百合含多种生物碱，对白细胞减少症有预防作用，能升高血细胞，对化疗及放射性治疗后细胞减少症有治疗作用。百合还能促进和增强体内单核细胞系统和吞噬功能，可提高机体的体液免疫能力，因此百合对多种癌症均有较好的防治效果。

▶ **搭配宜忌**

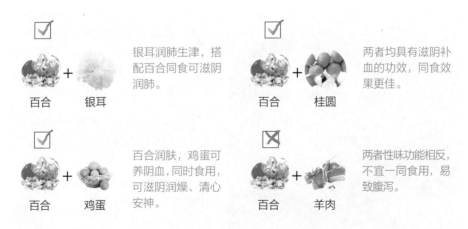

百合 ＋ 银耳　　银耳润肺生津，搭配百合同食可滋阴润肺。

百合 ＋ 桂圆　　两者均具有滋阴补血的功效，同食效果更佳。

百合 ＋ 鸡蛋　　百合润肤，鸡蛋可养阴血，同时食用，可滋阴润燥、清心安神。

百合 ＋ 羊肉　　两者性味功能相反，不宜一同食用，易致腹泻。

百合莲肉炖蛋

时令养生经：该炖品滋阴润肺、健脾安神，特别适合女性朋友食用。

原料： 鲜百合30克，莲子肉50克，鸡蛋2个

调料： 冰糖适量

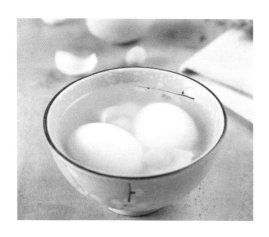

做法：

1 将鸡蛋煮熟，去壳备用。

2 将百合和莲子肉洗净，备用。

3 将洗净的百合、莲子与鸡蛋同放入炖盅内，加适量冰糖，隔水炖30分钟。

4 关火后取出即可。

珍珠百合银耳汤

原料： 水发银耳180克，鲜百合50克，珍珠粉10克

调料： 冰糖25克

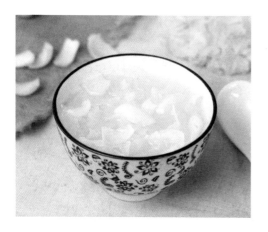

做法：

1 泡发洗好的银耳切块，备用。

2 砂锅注水烧开，倒入切好的银耳，放入洗净的百合，用小火炖煮20分钟，至食材熟透。

3 放入珍珠粉，拌匀，烧煮至沸腾；倒入适量冰糖，煮至完全溶化，持续搅拌一会儿，使甜汤味道均匀；关火后将煮好的甜汤盛出，装入碗中，即可食用。

时令养生经：清心安神的食材银耳、百合和珍珠粉熬制汤品，食用后对失眠有一定的改善作用。

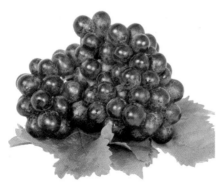

葡萄 补充元气

| 【什么节气吃最好？】 白露 | 秋分 |

葡萄补血安神，适合白露和秋分时节食用。

性味：性平，味甘、酸

归经：归肺、脾、肾经

选购秘诀：果粒饱满、外有白霜，果梗新鲜翠绿且牢固

保存技巧：放在通风、不受日照的阴凉处

葡萄香甜多汁，含有大量葡萄糖，容易被人体吸收，一方面能缓解低血糖症状，另一方面有助于减缓记忆力衰退症状。

葡萄富含花青素，可清除体内的自由基，抗衰老。

葡萄富含白藜芦醇，能防止健康细胞癌变，阻止癌细胞扩散；多吃葡萄，能阻止血栓形成，降低人体血清胆固醇水平，对预防心脑血管病有一定作用。

长期吸烟者的肺部积聚了大量毒素，肺功能存在不同程度的受损。葡萄中所含有效成分能提高细胞新陈代谢率，帮助肺部细胞排毒。另外，葡萄还具有祛痰作用。

▶ **搭配**宜忌

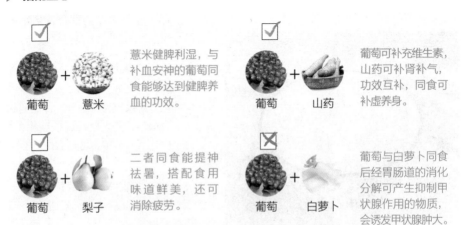

葡萄 + 薏米　薏米健脾利湿，与补血安神的葡萄同食能够达到健脾养血的功效。

葡萄 + 山药　葡萄可补充维生素，山药可补肾补气，功效互补，同食可补虚养身。

葡萄 + 梨子　二者同食能提神祛暑，搭配食用味道鲜美，还可消除疲劳。

葡萄 + 白萝卜　葡萄与白萝卜同食后经胃肠道的消化分解可产生抑制甲状腺作用的物质，会诱发甲状腺肿大。

山药葡萄干粥

时令养生经：若想养心润肺、益脾安神，这款粥品是不错的选择。

原料： 山药150克，水发大米200克，莲子8克，葡萄干10克

调料： 白糖少许

做法：

1　山药洗净去皮，切丁，备用。

2　砂锅注水烧开，倒入洗净的大米，用大火煮开后转小火煮20分钟。

3　放入山药、莲子、葡萄干，拌匀，续煮30分钟至食材熟透。

4　加入白糖，拌匀。

5　关火后盛出煮好的粥，装入碗中即可。

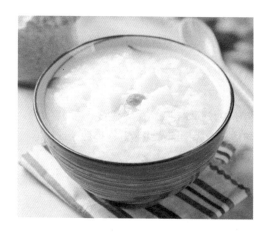

葡萄干玫瑰花茶

原料： 葡萄干35克，干玫瑰花12克

做法：

1　砂锅注水烧热，倒入洗净的葡萄干，烧开后转小火煮约10分钟，至食材变软。

2　撒上备好的干玫瑰花，转大火续煮约1分钟，至花香浓郁。

3　揭盖，搅拌几下，关火后盛出煮好的花茶，装在杯中，趁热饮用即可。

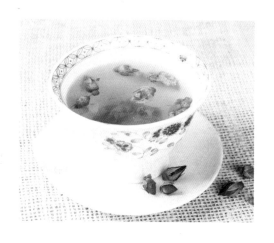

时令养生经：饮用时加入少许蜂蜜，能增强花茶的美容功效。

四、秋分——初入深秋，平衡阴阳

香菇 　增强免疫力

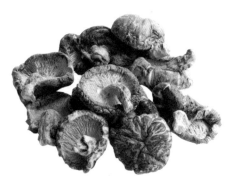

| 【什么节气吃最好？】 秋分|寒露|霜降 |

香菇味香质软，适合秋分、寒露、霜降时节食用。

性味： 性平，味甘

归经： 归胃经

选购秘诀： 菇体完整，菌伞肥厚，盖面平滑

保存技巧： 先用保鲜袋装好，再放入冰箱冷藏室保存

香菇是素食者的最爱，因香菇是一种高蛋白、低脂肪的食用菌，可弥补缺乏肉类营养素导致的身体虚弱。

香菇含有丰富的膳食纤维，可使肠胃道积存的废物排出，不易造成肠道癌症病变，可用于消化不良、便秘等症状。

香菇中含有嘌呤、胆碱、酪氨酸、氧化酶以及某些核酸物质，能起到降血压、降胆固醇、降血脂的作用，可预防动脉硬化、肝硬化等疾病。

▶ **搭配**宜忌

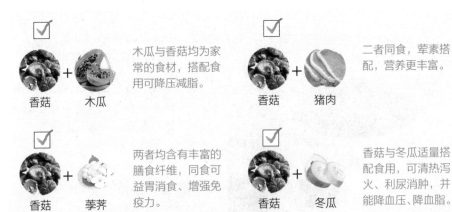

☑ 香菇 + 木瓜　木瓜与香菇均为家常的食材，搭配食用可降压减脂。

☑ 香菇 + 猪肉　二者同食，荤素搭配，营养更丰富。

☑ 香菇 + 荸荠　两者均含有丰富的膳食纤维，同食可益胃消食、增强免疫力。

☑ 香菇 + 冬瓜　香菇与冬瓜适量搭配食用，可清热泻火、利尿消肿，并能降血压、降血脂。

香菇冬瓜鸡汤

时令养生经：暖暖的营养汤品是深秋时味蕾的一大享受，你怎么能错过呢。

原料： 冬瓜500克，水发香菇50克，鸡肉300克，姜片少许

调料： 盐8克，鸡粉4克，胡椒粉3克，料酒、食用油各适量

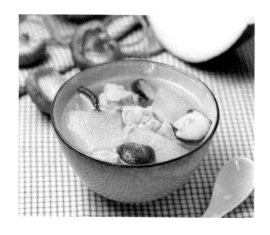

做法：

1 将冬瓜洗净去皮，切块；香菇洗净去蒂，切块；鸡肉洗净，斩成小件，余水，备用。

2 油爆姜片，倒入鸡肉块，炒匀；淋上料酒，炒匀提味；注入适量清水，倒入冬瓜、香菇，用大火烧开。

3 关火后将锅中的食材转至砂锅中，用小火续煮约30分钟至食材熟透。

4 加入盐、鸡粉，撒上胡椒粉，拌匀调味即可。

香菇肉末蒸鸭蛋

原料： 香菇45克，鸭蛋2个，肉末200克，葱花少许

调料： 盐3克，鸡粉3克，生抽4毫升，食用油适量

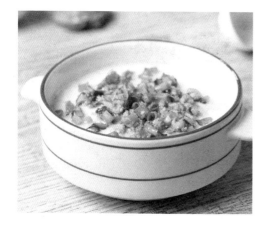

做法：

1 取碗，打入鸭蛋，搅散；加入少许盐、鸡粉和适量温水，拌匀，倒入蒸碗中；香菇洗净切粒。

2 起油锅，放入肉末、香菇粒，炒香；放入生抽、盐，炒匀盛出。

3 蒸锅烧热，放入蒸碗，用小火蒸约10分钟至蛋液凝固；把香菇肉末放在蛋羹上，再蒸2分钟至熟，取出后撒上葱花即可。

时令养生经：菜肴中，鸭蛋需要蒸两次，香菇需要先炒再蒸，二者都应该把握好时间，以免口感欠佳，营养成分丢失。

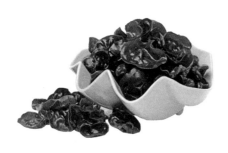

木耳 清胃涤肠

木耳清肠养颜，适合白露、秋分和小雪时节食用。

性味： 性平，味甘
归经： 归胃、大肠经
选购秘诀： 耳大肉厚，乌黑有光泽
保存技巧： 用袋子封严后放入冰箱冷藏

木耳被营养学家誉为"素中之荤"和"素中之王"，每100克木耳中含铁185毫克，它比绿叶蔬菜中含铁量最高的菠菜高出20倍，适量食用可以补益气血，令人肌肤红润、容光焕发，并可防治缺铁性贫血，能维持体内凝血因子的正常水平，防止出血。

木耳富含纤维素，经常食用，能够促进胃肠蠕动、促进肠道脂肪食物的排泄、减少食物中脂肪的吸收，从而防止肥胖；同时可帮助排出身体有害物质，防止便秘，也可起到预防直肠癌及其他消化系统癌症的作用。

木耳中的胶质可把残留在人体消化系统内的灰尘、杂质吸附集中起来排出体外，从而起到清胃涤肠的作用。其还含有抗肿瘤活性物质，经常食用可防癌抗癌。

▶ **搭配**宜忌

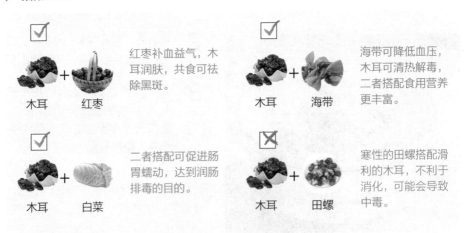

红枣补血益气，木耳润肤，共食可祛除黑斑。

木耳 + 红枣

海带可降低血压，木耳可清热解毒，二者搭配食用营养更丰富。

木耳 + 海带

二者搭配可促进肠胃蠕动，达到润肠排毒的目的。

木耳 + 白菜

寒性的田螺搭配滑利的木耳，不利于消化，可能会导致中毒。

木耳 + 田螺

木耳山药

时令养生经：山药、圆椒、彩椒，这些食材清脆，口感极佳，搭配木耳食用可健脾养胃。

原料： 水发木耳80克，去皮山药200克，圆椒40克，彩椒40克，葱段、姜片各少许

调料： 盐2克，鸡粉2克，蚝油3克，食用油适量

做法：

1　圆椒洗净去籽，切块；彩椒洗净去籽，切片；山药洗净去皮，切成厚片。

2　锅中注水烧开，倒入山药片、泡发好的木耳、圆椒块、彩椒片，拌匀，焯片刻至断生，捞出，沥干水分，待用。

3　用油起锅，倒入姜片、葱段，爆香；放入蚝油，再放入焯好的食材；加入盐、鸡粉，翻炒片刻至入味；关火后将炒好的菜肴盛出，装入盘中即可。

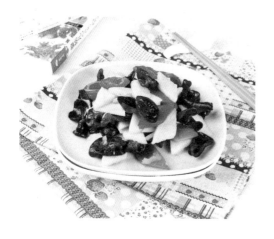

炒木耳圆白菜

原料： 圆白菜150克，木耳50克，姜片少许

调料： 盐2克，鸡粉、食用油各适量

做法：

1　圆白菜洗净切块；木耳洗净对半切开，备用。

2　锅中注水烧开，放入圆白菜和适量食用油，焯片刻后捞出，沥干，备用。

3　起油锅，放入姜片爆香，再放入木耳，炒匀；倒入圆白菜，炒匀；加入盐、鸡粉，拌匀调味后盛出即可。

时令养生经：清爽的木耳与圆白菜，能增进食欲、促进消化。

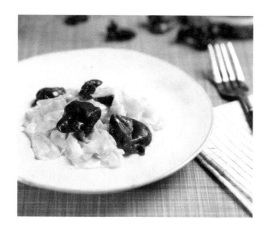

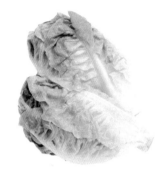

生菜  促进血液循环

| 【什么节气吃最好？】秋分 | 霜降 | 立冬 |

生菜鲜嫩清甜，适合秋分、霜降和立冬时节食用。

性味：性凉，味甘

归经：归胃、大肠经

选购秘诀：叶绿梗白且无蔫叶

保存技巧：用保鲜膜包裹住洗干净的生菜，切口向下，放在冰箱中冷藏即可

　　生菜因其清甜味美、口感细嫩、色泽清爽而备受大众的喜爱，其烹制方法多样，可凉拌、可清炒、可做汤。

　　生菜中含有膳食纤维和维生素C，可改善肠胃功能，并有消除多余脂肪的作用，所有又称"减肥生菜"。

　　生菜茎叶中含有莴苣素，具有镇痛催眠、降低胆固醇、辅助治疗神经衰弱等功效。

　　生菜中含有甘露醇等有效成分，有利尿和促进血液循环的作用。

▶ **搭配**宜忌

生菜 ＋ 海带

生菜所含的维生素C可促进人体对海带中的铁元素的吸收利用。

生菜 ＋ 猪肝

生菜与猪肝的搭配是荤素结合，可补充全面营养。

生菜 ＋ 鸡蛋

鸡蛋与生菜都是营养比较丰富的食物，两者搭配食用，可以滋阴润燥、清热解毒。

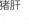

生菜 ＋ 蒜

蒜可杀菌消炎，生菜所含的维生素C丰富，搭配食用可清热解毒。

油泼生菜

时令养生经：焯后的生菜可保留原汁原味，但注意焯的时间不宜太长，以免影响其鲜嫩的口感和所含的营养物质。

原料： 生菜叶260克，剁椒30克，蒜末少许

调料： 食用油、盐各适量

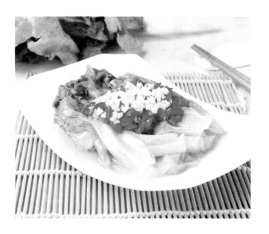

做法：

1 锅中注水烧开，加入盐，放入少许食用油，搅匀略煮；放入洗净的生菜叶，搅匀，焯至断生，捞出，沥干，待用。

2 另起锅，注入适量食用油，烧至三四成热，关火待用。

3 取一盘子，放入焯软的生菜叶，撒上剁椒、蒜末，再浇上锅中的热油即成。

生菜猪小排大米粥

原料： 生菜55克，水发大米130克，猪小排70克

调料： 盐2克，鸡粉2克，白胡椒粉3克，料酒5毫升

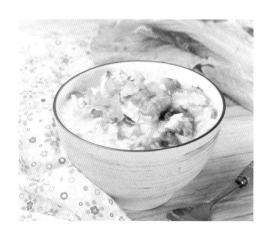

做法：

1 生菜洗净切碎；猪小排洗净装碗，加入少许盐、白胡椒粉、料酒，拌匀，腌渍10分钟。

2 砂锅注水，倒入泡好的大米，大火煮开；再放入猪小排，转中火续煮30分钟至食材熟软。

3 倒入生菜，拌匀；加入少许盐、鸡粉，拌匀至入味；关火后盛出煮好的粥，装碗即可。

时令养生经：生菜利五脏，猪小排可维护骨骼健康，这道粥品清爽可口，深秋时节男女老少皆可以食用。

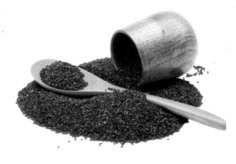

黑芝麻 滋补肝肾

| 【什么节气吃最好？】秋分 | 寒露 | 霜降 |

黑芝麻润燥养发，适合秋分、寒露和霜降时节食用。

性味： 性平，味甘
归经： 归肝、肾、肺、脾经
选购秘诀： 大而饱满，嘴尖而小
保存技巧： 放在干燥通风处储存

　　黑芝麻含有大量的脂肪和蛋白质，黑芝麻蛋白是完全蛋白，蛋氨酸和色氨酸等含硫氨基酸含量比其他植物蛋白高，易被人体吸收利用，是理想的植物蛋白来源。

　　黑芝麻含有的维生素 E 居植物性食品之首。因维生素 E 能促进细胞分裂，延缓细胞衰老，常食可抵消或中和细胞内衰物质"游离基"的积累，起到抗衰老和延年益寿的作用。

　　黑芝麻补肝肾、益精血、润肠燥，对于肝肾不足所致的视物不清、腰酸腿软、耳鸣耳聋、眩晕、眼花等症的食疗效果显著。黑芝麻富含生物素，对身体虚弱、早衰而导致的脱发效果好，对药物性脱发、某些疾病引起的脱发也有一定疗效。

　　黑芝麻中的亚油酸可使血液中胆固醇含量降低，有防治冠状动脉硬化的作用。

▶ 搭配宜忌

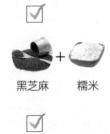

黑芝麻 ＋ 糯米

黑芝麻和糯米均为补脾胃、益肝肾的佳品，可以一起吃。

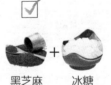

黑芝麻 ＋ 冰糖

两者同食可润肺、生津，是治疗干咳的良方。

黑芝麻 ＋ 核桃

黑芝麻可乌发润肤，核桃可补肝益肾，同食可强身。

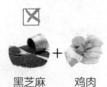

黑芝麻 ＋ 鸡肉

避免黑芝麻与鸡肉同食，食用后会影响营养吸收，可诱发中毒。

黑芝麻糊

时令养生经：糯米与黑芝麻均含有多种营养元素，具有温暖脾胃、补益中气等多种功效，煮制成糊后是一款老少咸宜的营养甜品。

原料： 糯米100克，黑芝麻100克

调料： 白糖20克

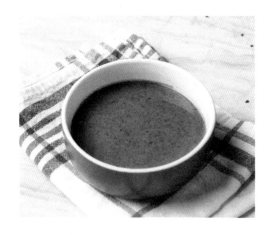

做法：

1 炒锅中倒入黑芝麻，小火炒香。

2 取搅拌机，干磨杯中倒入黑芝麻，将干磨杯扣在搅拌机中，选择"干磨"功能，将黑芝麻磨制成粉末，装盘；重复该步骤将糯米磨制咸细滑的粉末，装盘。

3 砂锅注水烧开，分次加入糯米粉，不停搅拌均匀至呈黏稠状；再分次倒入黑芝麻粉，不停搅拌至和糯米浆均匀混合。

4 加入白糖，拌匀至溶化；关火后盛出煮好的黑芝麻糊即可。

补肾黑芝麻豆浆

原料： 水发黑豆65克，花生米40克，黑芝麻15克

调料： 白糖10克

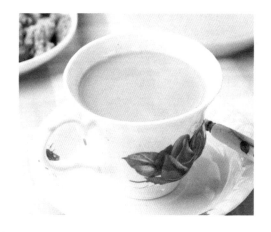

做法：

1 将花生米和已浸泡8小时的黑豆倒入碗中，加入清水搓洗干净，再倒入滤网，沥干水分。

2 豆浆机中倒入黑豆、花生米、黑芝麻，注入适量清水。

3 启动豆浆机，待运转约15分钟即成豆浆；断电后倒出豆浆过滤，滤取豆浆；倒入杯中后加入白糖，拌匀即可。

时令养生经：如此简单即可品尝补肾养发的饮品，秋分时节怎能缺少。

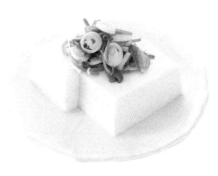

豆腐 清热解毒

| 【什么节气吃最好？】秋分 | 霜降 | 立冬 |

豆腐生津润燥，适合秋分、霜降和立冬时节食用。

性味： 性凉，味甘
归经： 归脾、胃、大肠经
选购秘诀： 有弹性，切面整齐
保存技巧： 浸泡于清水中，并置于冰箱冷藏室中保存

制作豆腐的原材料大豆，含有皂苷，可清除体内自由基，具有显著的抗癌效果，可抑制肿瘤细胞的生长，抑制血小板聚集，有抗血栓的功效。大豆中含有大豆异黄酮，可调整乳腺对雌激素的反应，能降低乳腺癌的发生率。此外，大豆异黄酮还可有效预防白血病、结肠癌、肺癌、胃癌等的发生。

豆腐中丰富的大豆卵磷脂有益于神经、血管、大脑的发育，豆腐在健脑的同时，所含的豆固醇还可抑制胆固醇的摄入。

豆腐中的大豆蛋白可显著降低血浆胆固醇、三酰甘油和低密度脂蛋白，不仅可以预防结肠癌，还有助于预防心脑血管疾病。

▶ **搭配宜忌**

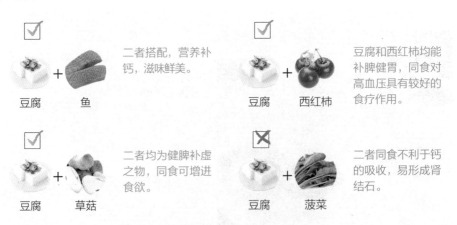

豆腐 ☑ + 鱼　　二者搭配，营养补钙，滋味鲜美。

豆腐 ☑ + 西红柿　　豆腐和西红柿均能补脾健胃，同食对高血压具有较好的食疗作用。

豆腐 ☑ + 草菇　　二者均为健脾补虚之物，同食可增进食欲。

豆腐 ☒ + 菠菜　　二者同食不利于钙的吸收，易形成肾结石。

嫩南瓜豆腐饼

时令养生经：嫩南瓜口感脆嫩，适于炒食、做馅，具有消食健脾的功效，搭配豆腐食用可补中益气。

原料： 嫩南瓜100克，面粉100克，豆腐90克

调料： 盐1克，食用油适量

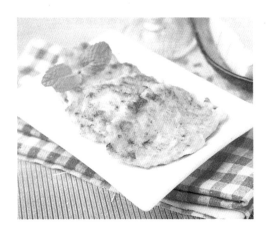

做法：

1 洗净的嫩南瓜去皮，切碎，待用。

2 洗好的豆腐装碗，用筷子夹碎；倒入切碎的嫩南瓜，放入面粉。

3 一边倒入少许清水一边不停搅拌，将食材拌匀。

4 加入盐，搅匀制成饼糊，待用。

5 热锅注油，取适量饼糊放入锅中，逐一摊成饼状，煎至微黄，翻面再煎好即可。

葱豉豆腐鱼头汤

原料： 豆腐块300克，鱼头250克，葱段、姜片、豆豉各少许

调料： 盐2克，鸡粉2克，食用油适量

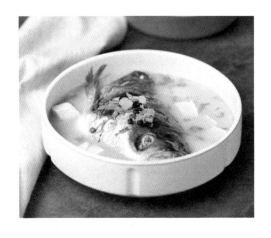

做法：

1 锅内倒入适量食用油烧热，放入姜片，爆香；放入鱼头，煎至鱼头两面呈金黄色。

2 砂锅中注入适量凉开水，倒入豆腐块，放入鱼头，拌匀；大火煮沸后转小火煮30分钟。

3 放入盐、鸡粉，搅拌均匀至入味；煮沸后加入葱段、豆豉，拌匀，盛入盘中即可。

时令养生经：饮用葱豉豆腐鱼头汤，有暖胃平肝、促进血液循环、稳定血压等功效。

五、寒露——寒意袭来，清淡温补

虾 味鲜滋补

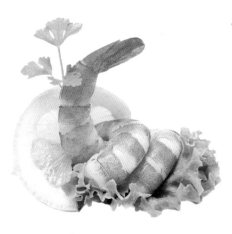

| 【什么节气吃最好？】 寒露 | 霜降 | 立冬 |

虾补肾壮阳，适合寒露、霜降、立冬时节进补，以增强体质。

性味： 性温，味甘、咸
归经： 归脾、肾经
选购秘诀： 体形完整，外壳硬实
保存技巧： 放入冰箱中冷冻贮存

虾营养丰富且肉质松软、易消化，对于身体虚弱以及病后需要调养的人是极好的食物。虾具有补肾壮阳、通乳之功效，是强壮益精物中的佳品，可治阳痿体倦、腰痛腿软、筋骨疼痛、失眠不寐、产后乳少以及丹毒、痈疽等症。

虾肉富含钙、磷，能强健骨质，可有效预防骨质疏松。

虾中丰富的镁对心脏活动具有重要的调节作用，能较好地保护心血管系统，降低血液中胆固醇的含量，防止动脉硬化，有利于预防高血压及心肌梗死。

▶ **搭配宜忌**

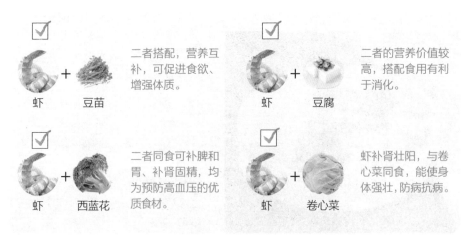

虾 + 豆苗　二者搭配，营养互补，可促进食欲、增强体质。

虾 + 豆腐　二者的营养价值较高，搭配食用有利于消化。

虾 + 西蓝花　二者同食可补脾和胃、补肾固精，均为预防高血压的优质食材。

虾 + 卷心菜　虾补肾壮阳，与卷心菜同食，能使身体强壮，防病抗病。

蒜蓉鲜虾炒面

时令养生经：虾仁搭配清爽的生菜，清淡滋润、解毒消肿，适合心血管病患者和肾虚阳痿者食用。

原料： 熟拉面140克，虾仁60克，蒜蓉20克，生菜80克

调料： 盐1克，鸡粉1克，老抽3毫升，食用油适量

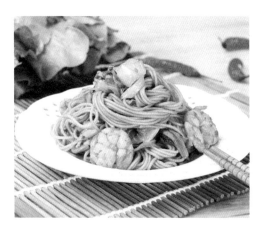

做法：

1 洗净的生菜切丝。

2 沸水锅中倒入处理干净的虾仁，汆一会儿至转色，捞出，沥干水分，装盘待用。

3 热锅注油，倒入蒜蓉，爆香；放入汆好的虾仁，加入生菜丝，倒入拉面，翻炒约1分钟至其熟软。

4 加入老抽、盐、鸡粉，炒约1分钟至其熟软入味。

5 关火后盛出炒面，装盘即可。

虾仁雪花豆腐羹

原料： 豆腐150克，虾仁50克，鸡蛋50克，红萝卜15克，青豆15克，葱花2克

调料： 盐4克，鸡粉3克，水淀粉、食用油各适量

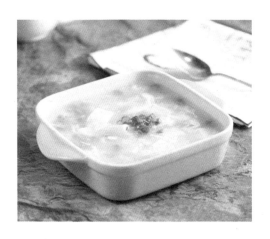

做法：

1 豆腐洗净切小块；红萝卜洗净去皮切丁；青豆洗净；虾仁切碎，用少许盐、鸡粉、水淀粉、食用油拌匀，腌渍，备用。

2 锅中注水烧开，放入青豆、红萝卜，搅匀，煮至断生；倒入豆腐、虾仁，搅匀，煮熟。

3 打入鸡蛋，搅匀；调入食用油、盐、鸡粉，盛出后撒上葱花即可。

时令养生经：此菜肴用料丰富，能给身体补充能量，抵御冬季的寒意。

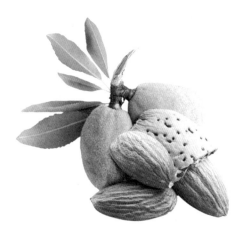

杏仁

治外感咳嗽

【什么节气吃最好?】寒露 | 霜降

杏仁生津润肺,可缓解寒露、霜降时节的干燥咳喘。

性味: 性温,味苦,有小毒

归经: 归肝、大肠经

选购秘诀: 颗粒均匀、饱满肥厚

保存技巧: 置于通风干燥处,防虫、防霉

杏仁含有丰富的脂肪油,可以降低胆固醇,对防治心血管系统疾病有良好的作用。

杏仁含有蛋白质、不饱和脂肪酸、铁、钙、维生素 E 等营养成分,具有润肺止咳、美白润肤等功效。

研究认为,杏仁中所富含的多种营养素,比如维生素 E、单不饱和脂肪和膳食纤维共同作用能够有效降低心脏病的发病风险。

杏仁是一味常用于止咳平喘的中药。中药理论认为,杏仁具有生津止渴、润肺定喘的功效,常用于肺燥喘咳等患者的保健与治疗。苦杏仁经酶水解后会产生氢氰酸,对呼吸中枢有镇静作用,可止咳喘,但在使用时需遵医嘱。

▶ **搭配宜忌**

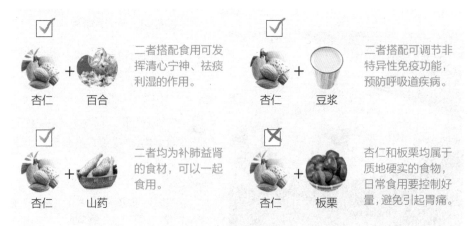

杏仁 + 百合　二者搭配食用可发挥清心宁神、祛痰利湿的作用。

杏仁 + 豆浆　二者搭配可调节非特异性免疫功能,预防呼吸道疾病。

杏仁 + 山药　二者均为补肺益肾的食材,可以一起食用。

杏仁 + 板栗　杏仁和板栗均属于质地硬实的食物,日常食用要控制好量,避免引起胃痛。

牛奶杏仁露

时令养生经：杏仁和牛奶都是润肺嫩肤的佳品，这款牛奶杏仁露的美白润肤功效较好。

原料： 牛奶300毫升，杏仁50克

调料： 冰糖20克，水淀粉50毫升

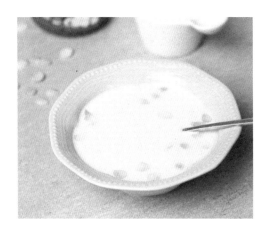

做法：

1. 砂锅注水烧开，倒入杏仁，拌匀，用大火煮开后转小火续煮15分钟至熟。

2. 加入冰糖，搅拌至溶化。

3. 倒入牛奶，拌匀。

4. 用水淀粉勾芡，稍煮片刻，搅拌至浓稠状。

5. 关火后盛出煮好的杏仁露，装碗即可。

绿豆杏仁百合甜汤

原料： 水发绿豆140克，鲜百合45克，杏仁少许

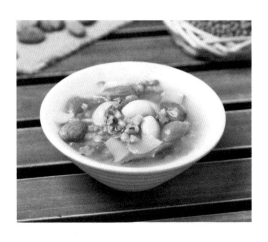

做法：

1. 砂锅注水烧开，倒入洗好的绿豆、杏仁，用大火煮沸后用小火煮约30分钟。

2. 倒入洗净的百合，拌匀，用小火续煮约15分钟至食材熟透。

3. 搅拌均匀后关火，盛出煮好的甜汤，装入碗中即可。

时令养生经：绿豆百合甜汤在日常餐桌中的出现率较高，试着加入有利于止咳平喘的杏仁，味道与功效更佳。

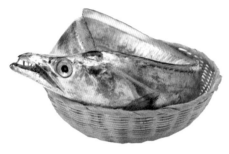

带鱼 润泽肌肤

| 【什么节气吃最好？】寒露 | 霜降 | 立冬 |

带鱼养肝补血，适合寒露、霜降和立冬时节食用。

性味：性温，味甘
归经：归肝、脾经
选购秘诀：鱼体有光泽，鳞片分布均匀
保存技巧：洗净擦干后剁块，再抹上一些盐和料酒，放到冰箱中冷冻

带鱼富含人体必需的多种矿物元素，实为老人、儿童、孕产妇的理想滋补食品，尤其适宜气短乏力、久病体虚、血虚头晕、食少羸瘦、营养不良以及皮肤干燥者食用。秋冬季是体弱者进补的好时候，带鱼则是适宜进补的水产食品，不仅味道鲜美，而且营养价值极高。

带鱼含有丰富的镁元素，对心血管系统有很好的保护作用，有利于预防高血压、心肌梗死等心血管疾病。带鱼肉富含硒元素，有防癌抗癌的功效。

带鱼的脂肪含量高于一般鱼类，且多为不饱和脂肪酸，这种脂肪酸的碳链较长，具有降低胆固醇的作用。

带鱼全身的鳞和银白色油脂层中含有抗癌成分，对辅助治疗白血病、胃癌等有益。

▶ **搭配**宜忌

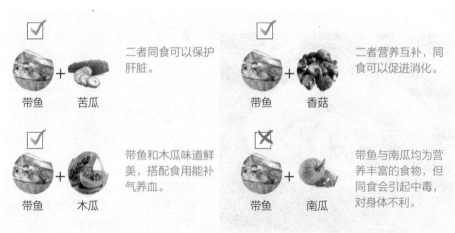

☑ 带鱼 + 苦瓜　二者同食可以保护肝脏。

☑ 带鱼 + 香菇　二者营养互补，同食可以促进消化。

☑ 带鱼 + 木瓜　带鱼和木瓜味道鲜美，搭配食用能补气养血。

☒ 带鱼 + 南瓜　带鱼与南瓜均为营养丰富的食物，但同食会引起中毒，对身体不利。

双椒蒸带鱼

时令养生经：双椒去腥味，更能品出带鱼的香甜。香甜中的隐隐辣味，是爱吃辣的人在寒露时节最爱的滋味。

原料： 带鱼250克，泡椒40克，剁椒40克，葱丝10克，姜丝5克

调料： 盐2克，料酒8毫升，食用油适量

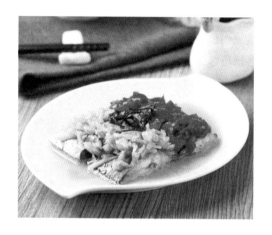

做法：

1 将盐、料酒、姜丝与带鱼一起，拌匀，腌渍5分钟；将备好的泡椒切去蒂，切碎备用。

2 将泡椒、剁椒分别倒在带鱼两边。

3 电蒸锅烧开上气，放入带鱼，调转旋钮定时10分钟。

4 将蒸熟的带鱼取出，放入葱丝。

5 热锅注油，大火烧至八成热，浇在带鱼上，即可食用。

红烧带鱼

原料： 带鱼200克，香菇50克，生姜块10克，葱段7克

调料： 盐、白糖、鸡粉、生抽、料酒、水淀粉、食用油各适量

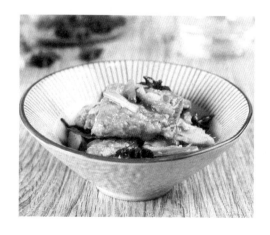

做法：

1 带鱼宰杀处理干净，切段，加入适量料酒、葱段、姜块、盐、白糖、鸡粉拌匀，腌渍10分钟入味。

2 热锅注油，放入带鱼，用中火煎制片刻，用锅铲翻面，煎香。

3 放入香菇，小火翻炒匀；注入少许清水，淋入生抽提鲜，煮至食材熟透；淋入水淀粉收汁，出锅装盘即成。

时令养生经：带鱼肉嫩体肥，与香菇同煮可暖胃补虚和润泽肌肤，抵御秋季的寒意。

花生 增强记忆力

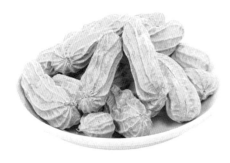

【什么节气吃最好？】寒露 | 霜降 | 立冬

花生益智强身，适合寒露、霜降和立冬时节食用。

性味： 性平，味甘
归经： 归脾、肺经
选购秘诀： 颗粒饱满，大小均匀
保存技巧： 应晒干后放在低温、干燥的地方保存

花生富含蛋白质、脂肪、多种维生素及矿物质，所以被誉为"长生果"。花生中所含有的儿茶素、赖氨酸对人体起抗老化的作用。而且花生果实中的卵磷脂和脑磷脂，是神经系统所需的重要物质，能延缓脑功能衰退、抑制血小板凝集、防止脑血栓形成。实验证实，常食花生可改善血液循环、增强记忆力、延缓衰老。

钙是构成人体骨骼的主要成分，花生果实中含钙量高，适量食用能促进生长发育。

花生油中含有的亚油酸，可使人体内胆固醇分解为胆汁酸排出体外，避免胆固醇在体内沉积，降低因胆固醇在人体中超过正常值而引发多种心脑血管疾病的发生率。

花生中的白藜芦醇是肿瘤疾病的天然化学预防剂，能降低血小板聚集，预防和治疗动脉粥样硬化、心脑血管疾病。

▶ **搭配宜忌**

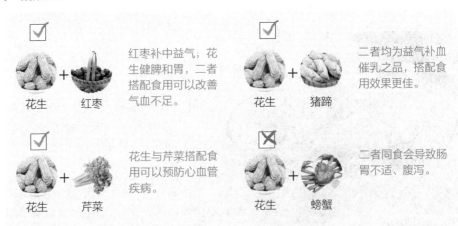

花生 ＋ 红枣　红枣补中益气，花生健脾和胃，二者搭配食用可以改善气血不足。

花生 ＋ 猪蹄　二者均为益气补血催乳之品，搭配食用效果更佳。

花生 ＋ 芹菜　花生与芹菜搭配食用可以预防心血管疾病。

花生 ＋ 螃蟹　二者同食会导致肠胃不适、腹泻。

花生红枣豆浆

时令养生经：补虚益肺的食材，制成豆浆后香滑细腻，清淡且能改善心血管功能。

原料： 水发黄豆100克，水发花生米120克，红枣20克

调料： 白糖少许

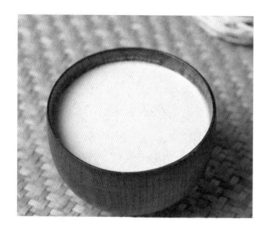

做法：

1 洗净的红枣取果肉切小块。

2 取备好的豆浆机，倒入浸泡好的花生米和黄豆，放入切好的红枣，撒上少许白糖。

3 豆浆机中注入适量的清水，至水位线即可。

4 盖上豆浆机机头，选择"五谷"程序，再选择"开始"键，待其运转约15分钟。

5 断电后取下机头，倒出煮好的豆浆，装入碗中即成。

乌醋花生木耳

原料： 水发木耳150克，去皮胡萝卜80克，花生米100克，朝天椒1个，葱花8克

调料： 生抽3毫升，乌醋5毫升

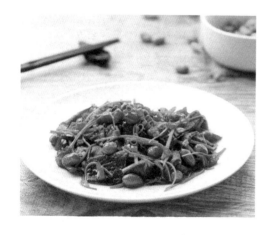

做法：

1 胡萝卜洗净切丝，备用。

2 锅中注水烧开，倒入胡萝卜丝、洗净的木耳，拌匀，焯至断生，捞出，放入凉水中，备用。

3 捞出凉水中的胡萝卜和木耳，装在碗中；加入花生米、切碎的朝天椒、生抽、乌醋，拌匀；再装在盘中，撒上葱花点缀即可食用。

时令养生经：乌醋的酸使原本脆嫩的木耳增添了酸爽的美味，花生米也由生硬变得柔软绵粉，口感绝佳又滋润皮肤。

六、霜降——雾气结霜，适当进补

黄豆 滋养皮肤

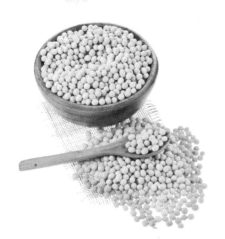

| 【什么节气吃最好？】 寒露 | 霜降 |

黄豆可改善内分泌，在寒露和霜降时节食用有利于改善肤质。

性味： 性平，味甘
归经： 归脾、大肠经
选购秘诀： 果粒饱满，无虫蛀、霉烂
保存技巧： 晒干后的黄豆装好，放在阴凉干燥处

黄豆含有蛋白质、异黄酮、皂苷、胡萝卜素、烟酸、泛酸、膳食纤维等营养物质，具有滋补养心、祛风明目、清热利水、活血解毒、健脾益气、宽中润燥等功效。

黄豆中含有抑胰酶，对糖尿病患者有益。

黄豆中的各种矿物质对缺铁性贫血患者有益，而且能促进酶的催化、激素的分泌和新陈代谢。

黄豆中含有特殊的异黄酮成分，能降低血压和胆固醇，可预防高血压及血管硬化。

▶ **搭配**宜忌

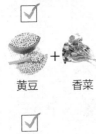

✓

黄豆　香菜

二者搭配食用具有良好的健脾宽中、祛风解毒的功效。

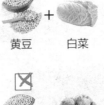

✓

黄豆　白菜

二者营养丰富，同食可预防乳腺癌。

✓

黄豆　胡萝卜

黄豆和胡萝卜均为家常的养生食材，同食可健脾补益，有助于骨骼发育。

✗

黄豆　核桃

二者均为质地硬实的食材，食用时不控制好量容易导致腹胀、消化不良。

黄豆香菜汤

时令养生经：此道汤品制作方便简易，是用于治疗流行性感冒的良方。

原料： 水发黄豆220克，香菜30克

调料： 盐少许

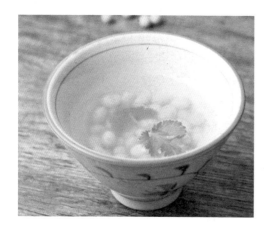

做法：

1 将洗净的香菜切长段。

2 砂锅中注入适量清水烧热，倒入洗净的黄豆，大火烧开后转小火煮约30分钟，至食材熟软。

3 搅拌几下，再撒上切好的香菜，搅散，用小火续煮约10分钟，至食材熟透。

4 加入少许盐，搅拌至溶化，关火后盛出煮好的汤品即可。

风味茄汁黄豆

原料： 水发黄豆150克，西红柿95克，蒜末少许

调料： 盐3克，生抽3毫升，番茄酱12克，白糖4克，食用油适量

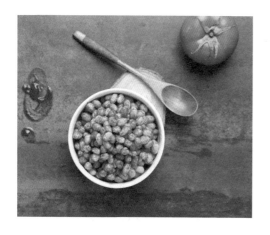

做法：

1 西红柿洗净切丁；黄豆焯水，备用。

2 起油锅，倒入蒜末，爆香；倒入西红柿，翻炒片刻；倒入焯过水的黄豆，炒匀。

3 加入少许清水，放入盐、生抽、番茄酱、白糖，炒匀调味。

4 盛出炒好的食材即可。

时令养生经：西红柿与黄豆的搭配，口味酸甜、风味十足，可给霜降时节增添活力与营养。

牛肉

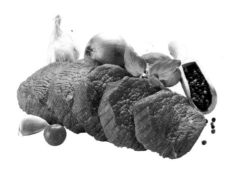

给机体补充能量

| 【什么节气吃最好？】 霜降 | 立冬 |

牛肉暖胃养血，适合霜降和立冬时节食用。

性味： 性平，味甘
归经： 归脾、胃经
选购秘诀： 有光泽，红色均匀，弹性好
保存技巧： 放进冰箱冷藏即可

牛肉属高蛋白、低脂肪食品，其富含多种氨基酸和矿物质，具有消化吸收率高的特点。而且牛肉具有补中益气、强健筋骨、滋养脾胃、止渴化痰的功效，适宜中气下陷、气短体虚、面黄目眩、筋骨酸软等患者食用。日常多吃牛肉，对肌肉生长也有好处。

牛肉中的氨基酸组成比猪肉更接近人体的需要，能提高机体的抗病能力，对生长发育和病后调养的人在补充失血、修复组织方面都有很好的疗效。

牛肉还含有丰富的维生素 B_6，可增强免疫力，促进蛋白质的新陈代谢和合成，从而有助于紧张训练后体力的恢复，很适宜体力透支者食用。

▶ **搭配**宜忌

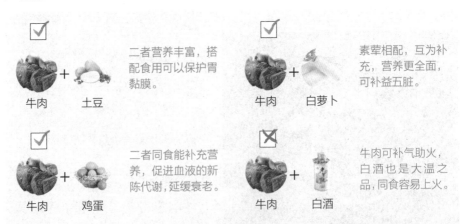

牛肉 + 土豆　二者营养丰富，搭配食用可以保护胃黏膜。

牛肉 + 白萝卜　素荤相配，互为补充，营养更全面，可补益五脏。

牛肉 + 鸡蛋　二者同食能补充营养，促进血液的新陈代谢，延缓衰老。

牛肉 + 白酒　牛肉可补气助火，白酒也是大温之品，同食容易上火。

洋葱炒牛肉

时令养生经：牛肉含丰富的蛋白质，洋葱能清除体内氧自由基，二者同食可以提高机体抗病的能力。

原料： 牛肉300克，洋葱100克，红椒片15克，姜片、蒜末、葱白各少许

调料： 盐3克，鸡粉1克，生抽、白糖、蚝油、水淀粉、辣椒油、食用油各少许

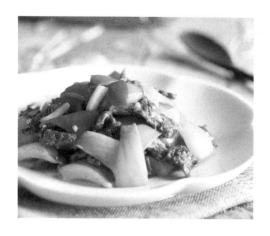

做法：

1 洋葱洗净去皮，切片；牛肉洗净切片，装碗中，加少许生抽、盐、水淀粉、食用油，拌匀，腌渍10分钟至入味。

2 锅中注水烧开，倒入牛肉，搅散，汆至断生，捞出，备用。

3 起油锅，倒入牛肉，滑油约1分钟，捞出；锅留底油，倒入姜片、蒜末、葱白，爆香；倒入洋葱、红椒片，炒匀；倒入牛肉，加入盐、鸡粉、白糖、蚝油，炒匀；加入辣椒油炒匀，再用少许水淀粉勾芡即可。

西红柿炖牛肉

原料： 西红柿90克，牛肉100克，姜片、蒜片、葱花各少许

调料： 盐3克，鸡粉2克，白糖2克，西红柿汁15克，料酒3毫升，水淀粉2毫升，食用油适量

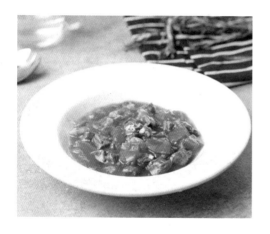

做法：

1 将西红柿洗净去蒂，切块；牛肉洗净切丁，装入碗中，加少许盐、鸡粉、水淀粉、食用油，拌匀，腌渍10分钟。

2 用油爆香姜片、蒜片，倒入牛肉丁，炒匀；淋入料酒，炒香；下入西红柿，炒匀；加入适量清水、盐、白糖，拌匀，用中火焖3分钟至熟；放入西红柿汁，翻炒至食材入味，盛出后撒上葱花即可。

时令养生经：西红柿含有丰富的营养素，能健胃消食，搭配牛肉食用酸甜多汁，有利于身体健康。

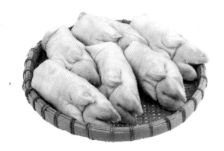

猪蹄 治疗肾经虚损

【什么节气吃最好？】霜降 | 立冬

猪蹄能润滑肌肤，适合霜降和立冬时节食用。

性味： 性平，味甘、咸

归经： 归肾、胃经

选购秘诀： 质地紧密，富有弹性

保存技巧： 将猪蹄剁成两半后涂抹上少许黄油，用保鲜膜包裹起来，放入冰箱冷冻保存

猪蹄具有补虚弱、填肾精等功效，对延缓衰老和促进儿童生长发育具有特殊的作用，对老年人神经衰弱有良好的改善作用，是老人、女性和失血者的食疗佳品。

猪蹄还含有丰富的大分子胶原蛋白质，人吃了猪蹄后，可使机体摄取大量的胶原蛋白质，对改善机体各脏器的生理功能和抗衰老都有一定的功效。另外，猪蹄中胶原蛋白质被人体吸收后，能促进皮肤细胞吸收和贮存水分，防止皮肤干涩起皱，使面部皮肤显得丰满有光泽。

经常食用猪蹄，还可以有效地防止营养障碍，对消化道出血、失血性休克有一定疗效，并可以改善全身的微循环，从而能预防或减轻冠心病和缺血性脑病。

▶ **搭配宜忌**

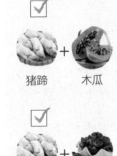

✓

猪蹄 ＋ 木瓜

猪蹄富含胶质，可以强健筋骨、滋润肠道，搭配木瓜食用能使皮肤细嫩有光泽。

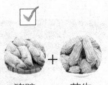

✓

猪蹄 ＋ 花生

猪脚富含胶原蛋白，花生富含维生素E，二者均是天然的养颜佳品。

✓

猪蹄 ＋ 木耳

二者均为滋阴佳品，同食可达到滋补阴液、补血养颜的目的。

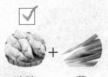

✓

猪蹄 ＋ 葱

二者搭配，鲜香美味，能补血消肿，适用于血虚导致的四肢疼痛、水肿、疮疡肿痛等症。

黑豆炖猪蹄

时令养生经：黑豆养血平肝、补虚乌发，搭配猪蹄在霜降、立冬时节食用，解馋进补两不误。

原料： 猪蹄块400克，水发黑豆230克，八角、桂皮、香叶、姜片、蒜瓣、红椒丝各少许

调料： 盐2克，鸡粉2克，生抽6毫升，老抽3毫升，料酒、水淀粉、食用油各适量

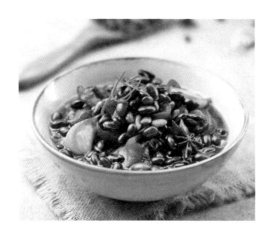

做法：

1 锅中注水烧开，倒入洗净的猪蹄块，拌匀，加入料酒，拌匀，汆去血水，捞出，沥干，待用。

2 起油锅，放入姜片、蒜瓣，爆香；倒入猪蹄，炒匀，加入老抽，炒匀上色；放入八角、桂皮、香叶，炒香；注水至没过食材，拌匀，用中火焖约20分钟。

3 倒入洗净的黑豆，加入盐、鸡粉、生抽，拌匀，用小火煮约40分钟至食材熟透；倒入水淀粉收汁，盛出后撒上红椒丝即可。

黄花木耳猪蹄汤

原料： 猪蹄块350克，黄花菜50克，木耳50克，姜片少许

调料： 盐2克，鸡粉2克

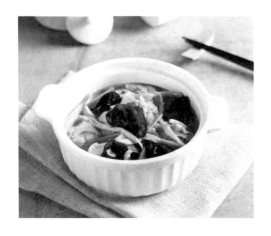

做法：

1 锅中注水烧开，倒入猪蹄块，拌匀，汆去血水，捞出，沥干，待用。

2 砂锅注水烧热，倒入洗净的黄花菜、木耳和猪蹄块，烧开后用小火煲约90分钟。

3 加入盐、鸡粉，拌匀调味，用小火续煮约10分钟，拌匀，盛出即可。

时令养生经："健脑菜"黄花菜、养血美颜的木耳，搭配猪蹄食用能缓解精神疲劳，对忙碌的上班一族的健康有利。

柿子 和胃润肺

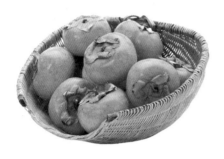

│ **【什么节气吃最好?】** 寒露|霜降 │

柿子润肺化痰,适合寒露、霜降时节食用。

性味: 性寒,味甘、涩
归经: 归心、肺、脾经
选购秘诀: 颜色红润,果皮光滑
保存技巧: 柿子不宜保存,建议现买现食

《本草纲目》中记载"柿乃脾、肺、血分之果也。其味甘而气平,性涩而能收,故有健脾涩肠,治嗽止血之功"。柿子有涩肠、润肺、止血、和胃的功效,可以医治小儿痢疾,有益心脏健康,还有预防心脏血管硬化的功效。其清热去燥的功效可以缓解大便干结、痔疮疼痛或出血、干咳、喉痛等症。

柿子中含碘丰富,对预防缺碘引起的地方性甲状腺肿大有帮助。

柿子含有丰富的胡萝卜素、维生素等微量元素,所含维生素和糖分比一般水果高1~2倍。一个人一天吃1个柿子,所摄取的维生素C基本上就能满足一天需要量的一半。

▶ **搭配**宜忌

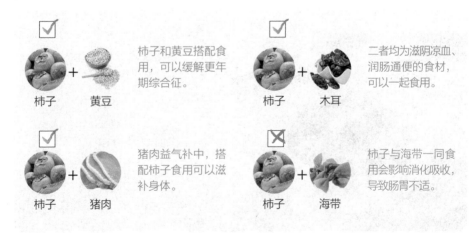

☑ 柿子 + 黄豆
柿子和黄豆搭配食用,可以缓解更年期综合征。

☑ 柿子 + 木耳
二者均为滋阴凉血、润肠通便的食材,可以一起食用。

☑ 柿子 + 猪肉
猪肉益气补中,搭配柿子食用可以滋补身体。

☒ 柿子 + 海带
柿子与海带一同食用会影响消化吸收,导致肠胃不适。

冻柿子

时令养生经：将柿子冰冻后食用，润肺止咳，口感特别，再浇上一勺蓝莓果酱，味道酸甜可口。

原料： 柿子2个

调料： 蓝莓果酱适量

做法：

1 取出保鲜盒，放入洗净的柿子，放进冰箱冷冻一夜。

2 取出冷冻好的柿子，在清水浸泡一会儿以方便去除外皮。

3 倒出泡过的清水，将柿子的外皮揭掉，果肉用刀切成块状。

4 取一高脚杯，放入柿子肉，点缀上蓝莓果酱即可。

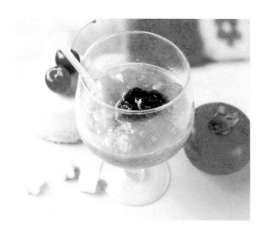

冰糖雪梨柿子汤

原料： 雪梨200克，柿饼100克

调料： 冰糖30克

做法：

1 将备好的柿饼切小块；洗净去皮的雪梨切开去核，再把果肉切成丁，备用。

2 砂锅中注入适量清水烧开，放入柿饼块，倒入雪梨丁，搅拌匀，煮沸后用小火煲煮约20分钟，至材料熟软。

3 加入冰糖调味，拌匀，用中火续煮至糖分完全溶化即可。

时令养生经：雪梨为常见的生津润燥、清热化痰之品，与同样润肺的柿子搭配，特别适合干燥的秋季食用。

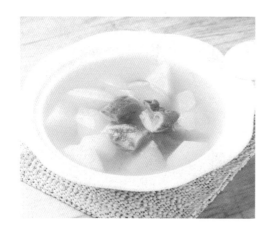

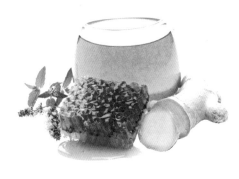

蜂蜜 天然滋养食品

| 【什么节气吃最好？】 秋分 | 寒露 | 霜降 |

蜂蜜润燥解毒，适合秋分、寒露和霜降时节食用。

性味：性平，味甘
归经：归脾、肺、大肠经
选购秘诀：呈黏稠状，清香有光泽
保存技巧：蜂蜜储存时应放在阴凉、干燥、通风处，密封保存

《神农本草经》中说蜂蜜"安五脏，益气补中，止痛解毒，除百病，和百药，久服轻身延年"。食用蜂蜜能迅速补充体力，消除疲劳，增强对疾病的抵抗力。蜂蜜对胃肠功能有调节作用，可使胃酸分泌正常，对结肠炎、习惯性便秘有良好的功效。

蜂蜜中含有的多种酶和矿物质，发生协同作用后，可以提高人体免疫力。蜂蜜还有杀菌的作用，经常食用不仅对牙齿无妨碍，还能在口腔内起到杀菌消毒的作用。

蜂蜜有扩张冠状动脉和营养心肌的作用，可改善心肌功能，对血压有调节作用，经常食用，对心血管病人很有好处。

▶ **搭配**宜忌

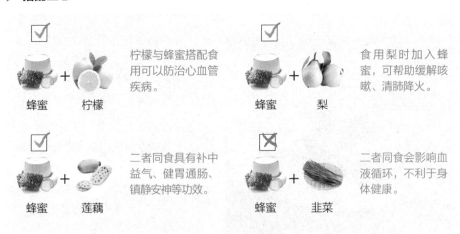

蜂蜜 ＋ 柠檬　柠檬与蜂蜜搭配食用可以防治心血管疾病。

蜂蜜 ＋ 梨　食用梨时加入蜂蜜，可帮助缓解咳嗽、清肺降火。

蜂蜜 ＋ 莲藕　二者同食具有补中益气、健胃通肠、镇静安神等功效。

蜂蜜 ＋ 韭菜　二者同食会影响血液循环，不利于身体健康。

雪梨酿蜂蜜

时令养生经：雪梨与蜂蜜都能养心润肺，秋分、寒露和霜降时节食用对治疗咳嗽有痰有疗效。

原料： 雪梨1个

调料： 蜂蜜适量

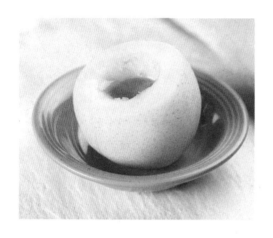

做法：

1 洗净的雪梨切去其顶端部分，用刀子和勺子将雪梨的内核去掉，制成雪梨盅。

2 将蜂蜜放入雪梨盅里，盖上盅盖，备用。

3 蒸锅中注入适量清水烧开，放上雪梨盅，小火蒸45分钟。

4 关火后取出蒸好的雪梨盅，揭开盅盖，即可食用。

柠檬薄荷蜂蜜水

原料： 柠檬2片，薄荷适量

调料： 蜂蜜适量

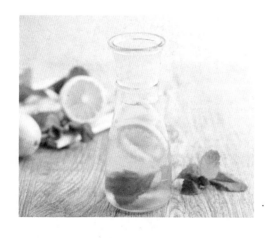

做法：

1 取薄荷，轻轻揉洗干净，备用。

2 将柠檬片、薄荷放入瓶子中，加入适量凉开水。

3 盖上瓶盖，放入冰箱冷藏3~4小时取出，饮用前加入蜂蜜，拌匀即可。

时令养生经：柠檬含有丰富的有机酸和维生素，与薄荷、蜂蜜泡水饮用，对促进肌肤的新陈代谢和抑制色素沉着很有帮助。

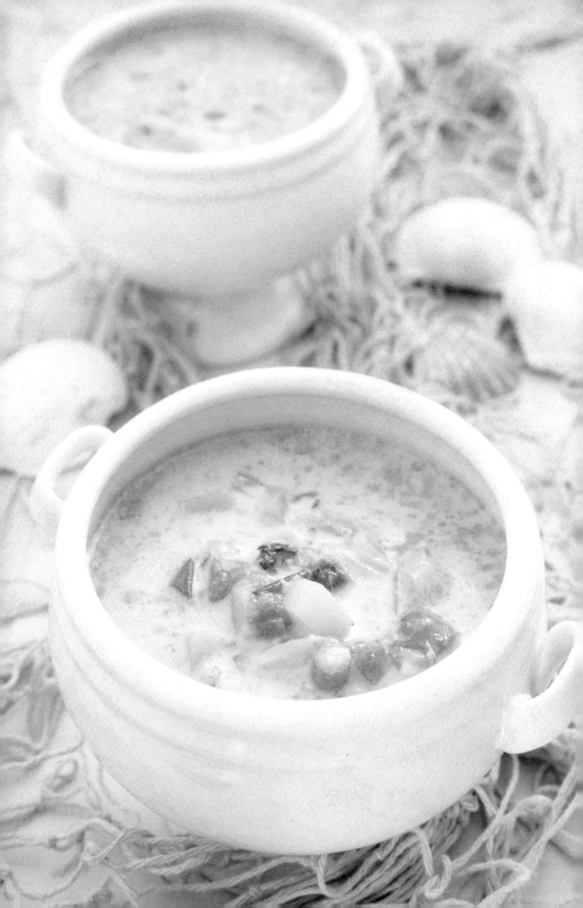

第五章

冬季补肾，这样吃精力足

冬季气候寒冷，寒气凝滞收引，易导致人体气机、血运不畅；且人体阳气收藏，气血趋向于里，皮肤致密，水湿不易从体表外泄，会加重肾脏的负担。因此，冬季养生要注意防寒，加强肾脏的养护。俗话说，"冬不藏精，春必病温"。冬季是机体能量的蓄积阶段，对于身体虚弱的人来说是进补的好季节。冬天应选食热量较高的御寒食品，从而达到补虚防寒的目的。

一、立冬——收割贮藏，补充元气

紫米 强身御寒

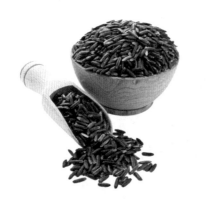

【什么节气吃最好？】立冬

紫米健脾暖肝，适合立冬时节食用。

性味： 性温，味甘
归经： 归脾、胃、肺经
选购秘诀： 米粒细长，颗粒饱满
保存技巧： 置于通风干燥处

紫米中的纤维素能促进肠道蠕动、促进消化液的分泌、减少胆固醇的吸收，对预防动脉硬化、防止肠癌有益处。

紫米性温，可补气血、暖脾胃，对于胃寒痛、消渴、夜尿频多等症有一定疗效。

紫米中的黄酮类化合物能维持血管正常渗透压，减轻血管脆性，防止血管破裂和止血；紫米还具有改善心肌营养，降低心肌耗氧量，降低血压等功效。紫米具有清除自由基、改善缺铁性贫血、抗应激反应以及免疫调节等多种生理功能。

▶ **搭配宜忌**

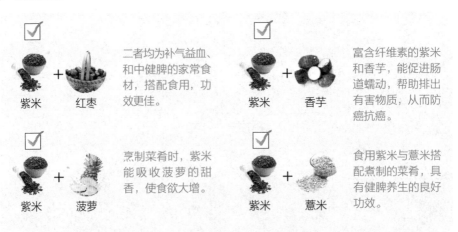

紫米 ＋ 红枣
二者均为补气益血、和中健脾的家常食材，搭配食用，功效更佳。

紫米 ＋ 香芋
富含纤维素的紫米和香芋，能促进肠道蠕动，帮助排出有害物质，从而防癌抗癌。

紫米 ＋ 菠萝
烹制菜肴时，紫米能吸收菠萝的甜香，使食欲大增。

紫米 ＋ 薏米
食用紫米与薏米搭配煮制的菜肴，具有健脾养生的良好功效。

紫米核桃红枣粥

时令养生经：粥品中选用具有益气补血功效的食材，立冬时节食用有利于增强免疫力。

原料： 水发紫米250克，水发红豆150克，核桃仁8克，红枣3枚

调料： 红糖15克

做法：

1　砂锅中注入适量清水，倒入备好的红豆、紫米，加入红枣、核桃仁，拌匀。

2　加盖，大火煮开转小火煮1小时至食材熟软。

3　揭盖，倒入红糖，拌匀。

4　关火后将煮好的粥盛出，装入碗中即可。

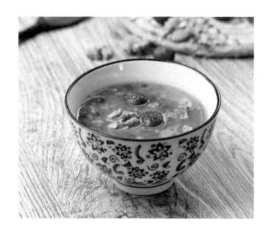

紫米豆浆

原料： 水发紫米50克，水发黄豆80克

调料： 白糖10克

做法：

1　把水发紫米倒入豆浆机中，放入泡好的黄豆，倒入白糖。

2　注入适量清水，至水位线即可。

3　盖上豆浆机机头，选择"五谷"程序，再选择"启动"键，开始打浆，待豆浆机运转约15分钟，即成豆浆。

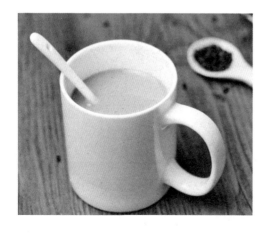

时令养生经：立冬的清早来上一杯营养十足的紫米豆浆，可以一整天保持旺盛的精力。

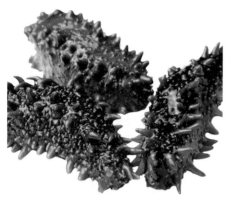

海参 · 滋补润燥

【什么节气吃最好？】立冬 | 小雪 | 大雪

海参补肾养血，适合立冬、小雪和大雪时节食用。

性味： 性平，味甘、咸
归经： 归肾、肺经
选购秘诀： 干燥、肉厚、质硬
保存技巧： 晒干后置干燥处保存，防潮

　　海参所含特殊活性物质，是构成男性精细胞的主要成分，具有提高勃起力的作用，有抑制排卵和刺激宫缩的作用，能改善脑、性腺神经功能传导作用，延缓性腺衰老，可增加性欲要求等，其抗疲劳、抗衰老、补益肾精、壮阳的作用也很明显。

　　海参还能清除体内过量的自由基，美容功效显著，可预防皮肤衰老，调节女性内分泌，推迟更年期。

　　海参中钒的含量居各种食物之首，可以参与血液中铁的输送，增强造血功能。

　　海参含有硒，它是防止人体衰老、防治肿瘤的重要元素。海参中的皂苷可提高机体细胞免疫力，抑制某些肿瘤的生长和转移，长期食用可减少患病，特别是流行性感冒。

▶ 搭配宜忌

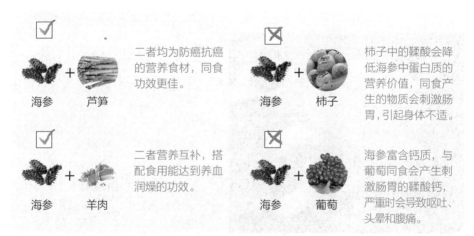

海参 ＋ 芦笋　二者均为防癌抗癌的营养食材，同食功效更佳。

海参 ＋ 柿子　柿子中的鞣酸会降低海参中蛋白质的营养价值，同食产生的物质会刺激肠胃，引起身体不适。

海参 ＋ 羊肉　二者营养互补，搭配食用能达到养血润燥的功效。

海参 ＋ 葡萄　海参富含钙质，与葡萄同食会产生刺激肠胃的鞣酸钙，严重时会导致呕吐、头晕和腹痛。

海参养血汤

时令养生经：滋补的海参养血汤，做法简单，特别适合立冬、小雪和大雪时节食用。

原料： 猪骨450克，海参200克，红枣15克，花生米20克

调料： 盐2克，鸡粉2克，料酒适量

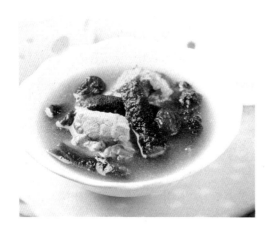

做法：

1 锅中注入水烧开，倒入猪骨，淋入料酒，略煮一会儿，捞出，装入盘中备用。

2 砂锅注水烧开，倒入花生米、红枣，放入猪骨，加入切好的海参，用大火烧开后转小火煮90分钟，至食材熟透。

3 淋入料酒，再盖上盖，焖煮片刻。

4 揭盖，放入盐、鸡粉，拌匀。

5 关火后盛出煮好的汤，装入盘中即可。

笋烧海参

原料： 党参12克，冬笋70克，枸杞8克，水发海参300克，姜片、葱段各少许

调料： 料酒8毫升，生抽4毫升，水淀粉4毫升，盐2克，鸡粉2克，食用油适量

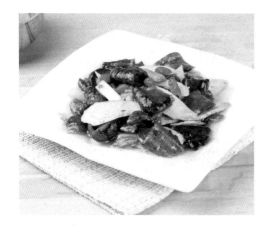

做法：

1 冬笋洗净去皮，切成片；海参洗净，切块，汆水，备用。

2 砂锅注水烧开，放入党参，小火煮10分钟成药汁盛入碗中。

3 起油锅，倒入姜片、葱段，爆香；倒入海参、料酒，炒香；放入生抽、冬笋、药汁，煮沸；放入盐、鸡粉、枸杞，淋入水淀粉，快速炒匀即可。

时令养生经：海参含有多种氨基酸和微量元素，有补肾益精、养血润燥的功效，女性食用能滋补养颜。

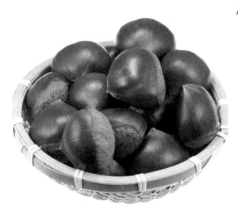

板栗 补肾养胃

| 【什么节气吃最好?】 立冬 | 小雪 |

板栗补肾强腰,适合立冬和小雪时节食用。

性味: 性温,味甘
归经: 归脾、胃、肾经
选购秘诀: 颜色浅黄,无破损
保存技巧: 用保鲜袋装好,放置在冰箱中冷藏

板栗是糖类含量较高的干果品种,能供给人体较多的热能,并能帮助脂肪代谢,具有养胃健脾、补肾强腰的作用。

板栗中所含的丰富的不饱和脂肪酸和维生素、矿物质,能防治高血压病、冠心病、动脉硬化、骨质疏松等疾病,是抗衰老、延年益寿的滋补佳品。

板栗含有维生素B_2,常吃可以治疗日久难愈的小儿口舌生疮和成人口腔溃疡。

板栗含有丰富的维生素C,能够维持牙齿、骨骼、血管肌肉的正常功能,可以预防和治疗骨质疏松、腰腿酸软、筋骨疼痛、乏力等,还可延缓人体衰老,是老年人理想的保健食品。

▶ **搭配宜忌**

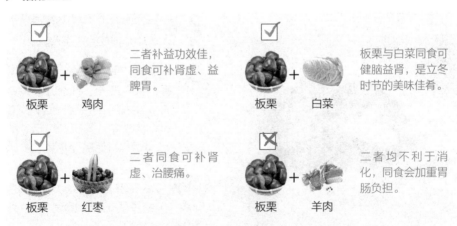

板栗 + 鸡肉　二者补益功效佳,同食可补肾虚、益脾胃。

板栗 + 白菜　板栗与白菜同食可健脑益肾,是立冬时节的美味佳肴。

板栗 + 红枣　二者同食可补肾虚、治腰痛。

板栗 + 羊肉　二者均不利于消化,同食会加重胃肠负担。

板栗土鸡汤

时令养生经：鸡肉肉质细嫩，与板栗炖汤，有增强体力、强壮身体的作用，是立冬时节补肾强腰的不二之选。

原料： 土鸡300克，板栗肉80克，胡萝卜、姜片、葱段各少许

调料： 盐、白糖、料酒、胡椒粉各适量

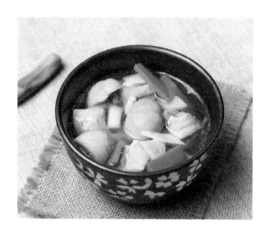

做法：

1 土鸡洗净，斩块；胡萝卜去皮洗净，切片。

2 锅中倒入适量清水烧热，倒入鸡块，氽约3分钟至断生，捞出，沥干水分，装入盘中备用。

3 锅中倒入适量清水，倒入鸡块、姜片，放入洗净的板栗肉，加盖大火烧开，小火炖约1小时至熟透。

4 加盐、白糖、料酒调味；倒入胡萝卜片，撒入胡椒粉、葱段拌匀即可。

板栗烧鸡

原料： 去皮板栗70克，整鸡1只，姜片、桂皮、八角各适量

调料： 盐4克，白糖3克，生抽8毫升，鸡粉2克，料酒、老抽、食用油、水淀粉各适量

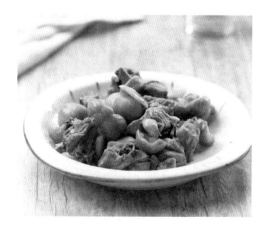

做法：

1 将处理好的鸡斩成小块。

2 油爆姜片，放入八角、桂皮，略炒；倒入鸡块，炒至转色；倒入料酒，炒香，加入老抽，炒匀；加入板栗，炒匀，注入适量清水，拌匀。

3 加入鸡粉、白糖、盐、生抽炒匀调味，中火煮30分钟至入味；加入水淀粉，翻炒均匀即可。

时令养生经：板栗补肾健脾、强身壮骨，与鸡肉搭配可大补中气、增添活力。

鲫鱼 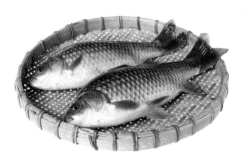 滋养通乳

鲫鱼补虚益肾，最适合在寒风瑟瑟的立冬时节食用。

性味：性平，味甘

归经：归脾、胃、大肠经

选购秘诀：身体扁平，颜色偏白

保存技巧：处理干净的鲫鱼，用保鲜袋装好后放到冰箱冷藏即可

鲫鱼肉嫩味鲜，做粥、做汤、做菜、做小吃等都有较佳的滋补作用。

鲫鱼肉中富含蛋白质，而且易于被人体吸收，所以对促进智力发育、降低胆固醇和血液黏稠度、预防心脑血管疾病有明显作用。

鲫鱼有健脾利湿、和中开胃、活血通络、温中下气之功效，对脾胃虚弱、水肿、溃疡、气管炎、哮喘、糖尿病有很好的滋补食疗作用。

自古以来鲫鱼就是产妇的催乳补品，吃鲫鱼可以让产妇乳汁充盈。产后妇女炖食鲫鱼汤，可补虚通乳。

▶ **搭配**宜忌

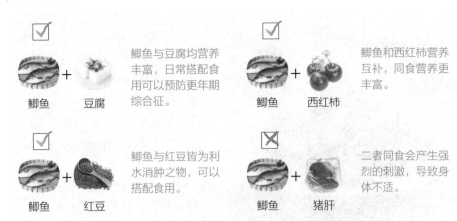

鲫鱼 ☑ 豆腐　鲫鱼与豆腐均营养丰富，日常搭配食用可以预防更年期综合征。

鲫鱼 ☑ 西红柿　鲫鱼和西红柿营养互补，同食营养更丰富。

鲫鱼 ☑ 红豆　鲫鱼与红豆皆为利水消肿之物，可以搭配食用。

鲫鱼 ☒ 猪肝　二者同食会产生强烈的刺激，导致身体不适。

萝卜鲫鱼汤

时令养生经：白萝卜丝甘甜，鲫鱼肉鲜甜，满锅的纯白的汤汁，喝一口，营养全部吸收，可补阴血、通血脉，让胃暖暖的。

原料： 鲫鱼1条，白萝卜250克，姜丝、葱花各少许

调料： 盐5克，鸡粉3克，料酒、食用油、胡椒粉各适量

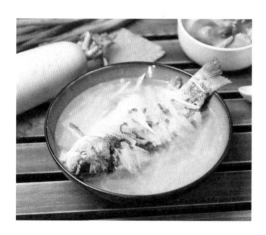

做法：

1 将去皮洗净的白萝卜切片，改切成丝。

2 起油锅，倒入姜丝爆香，放入宰杀处理干净的鲫鱼煎至两面焦黄；淋入料酒，加足量的热水；加入盐、鸡粉，大火煮15分钟。

3 放入白萝卜丝，煮约2分钟。

4 加入适量的胡椒粉。

5 把锅中材料倒入砂锅中，置于大火上，烧开，再用小火煮10分钟后撒上葱花即可。

海带豆腐鲫鱼汤

原料： 鲫鱼1条，豆腐90克，海带70克，姜片、葱段各少许

调料： 盐3克，鸡粉2克，料酒、胡椒粉、食用油各适量

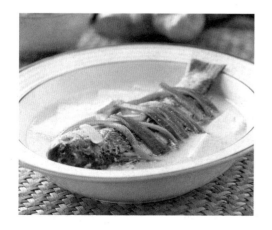

做法：

1 将豆腐洗净切块，备用。

2 油爆姜片，放入处理干净的鲫鱼，煎出焦香味；淋入料酒，倒入适量清水，加入盐、鸡粉，拌匀，用大火烧开，再煮3分钟至熟。

3 倒入豆腐，再放入备好的海带、葱段，加入适量胡椒粉，拌匀，煮2分钟，至食材熟透即可。

时令养生经：鲫鱼通络下乳，搭配海带、豆腐有清热解毒、益气健脾的功效，是颇受欢迎的浓稠鲜香的汤品。

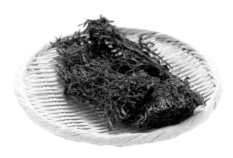

紫菜 凉血清热

| **【什么节气吃最好?】 立冬 | 小雪 |**

紫菜清热利水，适合立冬和小雪时节食用。

性味： 性寒，味甘、咸
归经： 归肺经
选购秘诀： 色泽紫红、无泥沙杂质
保存技巧： 存放于干燥处即可

紫菜含有丰富的微量元素，其中的甘露醇是一种很强的利尿剂，有消水肿的作用，有利于保护肝脏。

紫菜中含有较多的碘，可以治甲状腺功能性亢进，又可使头发润泽。紫菜中含有丰富的钙、铁元素，能增强记忆力、治疗妇幼贫血，还能促进骨骼、牙齿的生长和保健。

紫菜所含的多糖具有明显增强细胞免疫和体液免疫功能，可促进淋巴细胞转化，提高机体的免疫力。

紫菜中含有食物纤维，可以保持肠道健康。

▶ **搭配**宜忌

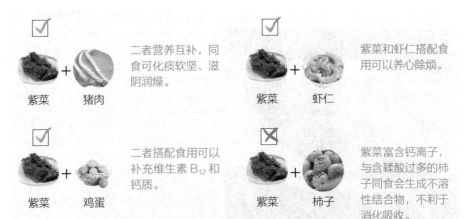

紫菜 ＋ 猪肉	二者营养互补，同食可化痰软坚、滋阴润燥。
紫菜 ＋ 虾仁	紫菜和虾仁搭配食用可以养心除烦。
紫菜 ＋ 鸡蛋	二者搭配食用可以补充维生素 B_{12} 和钙质。
紫菜 ＋ 柿子	紫菜富含钙离子，与含鞣酸过多的柿子同食会生成不溶性结合物，不利于消化吸收。

紫菜萝卜蛋汤

时令养生经：紫菜清热利水，白萝卜利尿消肿，选用简单的食材，即可达到补肾养心的功效。

原料： 水发紫菜160克，白萝卜230克，鸭蛋1个，陈皮末、葱花各少许

调料： 盐2克，鸡粉2克，芝麻油适量

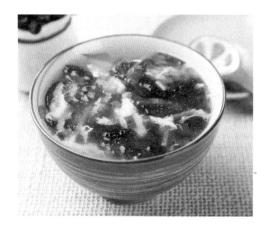

做法：

1 洗净去皮的白萝卜切成细丝。

2 将鸭蛋打入碗中，打散调匀，制成蛋液，待用。

3 锅中注入适量清水烧热，倒入陈皮末，用大火煮沸；倒入白萝卜，拌匀，煮至断生；放入紫菜，拌匀，煮至沸。

4 加入盐、鸡粉、芝麻油，拌匀调味，撇去浮沫；倒入蛋液，拌匀，煮至蛋花成形；关火后盛出，装入碗中，撒上葱花即可。

海带紫菜养生粥

原料： 养生粥材料包1包（黑米、大麦米、大黄米、黄豆、黑豆、黑芝麻、海带、紫菜、西米）

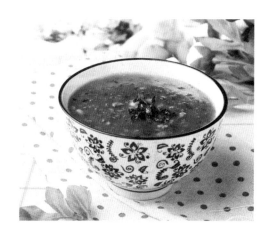

做法：

1 将养生粥材料洗净泡发，捞出，沥干水分，备用。

2 砂锅注水烧开，倒入泡发好的食材，搅拌均匀，煮沸后转小火煮20分钟。

3 掀开锅盖，持续搅拌片刻；再盖上锅盖，小火续煮40分钟至食材熟透；掀开锅盖，搅拌片刻，盛出即可。

时令养生经：此款养生粥主要由含钙量较高的杂粮组成，多食用钙含量高的食物，可有效预防和改善缺钙的症状。

二、小雪——阴冷晦暗，温阳补肾

鸡蛋 理想的营养库

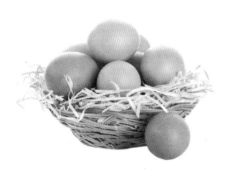

【什么节气吃最好？】小雪

鸡蛋益智护肤，适合小雪时节食用。

性味： 性平，味甘
归经： 归脾、肾、胃、大肠经
选购秘诀： 蛋壳较粗糙，无灰色斑点
保存技巧： 小头朝下竖着置放于冰箱中冷藏

鸡蛋含丰富的优质蛋白质、钙、磷、铁、维生素A、维生素D及B族维生素等营养成分，对增进神经系统的功能大有裨益，对身体发育有很大的作用；其含有的胆碱可改善各个年龄组的记忆力，可健脑益智。

鸡蛋富含铁，铁元素在人体中起造血和在血液中运输氧和营养物质的作用，适量食用，可使脸色红润。如果铁质不足就会导致缺铁性贫血，使人的脸色萎黄，皮肤就失去光泽。

鸡蛋中含有丰富的硒元素，能有效防癌抗癌。

▶ **搭配宜忌**

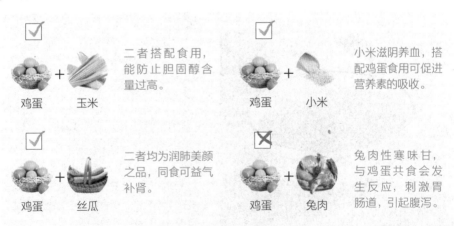

☑ 鸡蛋 + 玉米　二者搭配食用，能防止胆固醇含量过高。

☑ 鸡蛋 + 小米　小米滋阴养血，搭配鸡蛋食用可促进营养素的吸收。

☑ 鸡蛋 + 丝瓜　二者均为润肺美颜之品，同食可益气补肾。

☒ 鸡蛋 + 兔肉　兔肉性寒味甘，与鸡蛋共食会发生反应，刺激胃肠道，引起腹泻。

香菇炒鸡蛋

时令养生经：香菇搭配鸡蛋，可提高机体免疫力、健脑益智，适宜发育期的婴幼儿食用。

原料： 鲜香菇80克，鸡蛋2个，葱花少许

调料： 盐6克，鸡粉2克，水淀粉、食用油各适量

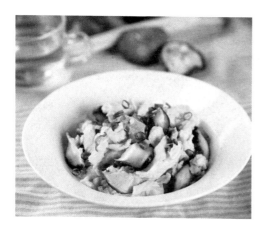

做法：

1 把洗净的香菇切成片。

2 鸡蛋打入碗中，加入盐、鸡粉、水淀粉，搅匀，制成蛋液。

3 锅置火上，倒入清水烧开，放入食用油、盐、香菇，拌匀，煮约半分钟，捞出，沥干水分。

4 用油起锅，倒入蛋液，摊匀铺开，翻炒至成形，放入香菇，炒匀。

5 加入盐、鸡粉，撒上葱花，炒至食材熟透，将锅中材料盛出装盘即成。

虾泥蛋羹

原料： 虾仁60克，鸡蛋2个

调料： 盐适量

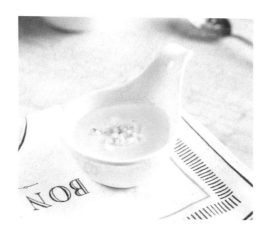

做法：

1 用牙签挑去虾仁的虾线，洗净后剁成虾泥，装碗中，放入少许盐，腌渍片刻，备用。

2 将鸡蛋打入碗中，加入少许盐，倒入适量清水，打散、调匀，制成蛋液，再倒入虾泥，搅拌均匀，备用。

3 蒸锅上火烧开，放入调好的蛋液，用小火蒸约12分钟至食材熟透，取出即可。

时令养生经：虾肉味道鲜美、营养丰富，搭配鸡蛋食用能满足身体的营养需要。

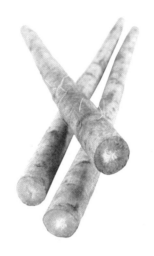

牛蒡 抗菌防癌

【什么节气吃最好？】 小雪 | 大雪

牛蒡能抗衰老，适合小雪和大雪时节食用。

性味：性寒，味苦

归经：归肺经

选购秘诀：表皮为淡褐色，不长根须

保存技巧：完整的牛蒡，可用纸包起来，直立放在阴凉、避光处

　　牛蒡中含有丰富的膳食纤维，且所含的牛蒡苷能使血管扩张、血压下降，所以食用牛蒡可以达到降血压的目的。

　　牛蒡中钙的含量是根茎类蔬菜中最高的，钙可以将钠导入尿液并排出体外，从而使得血压降低。另一方面，牛蒡所含的菊糖可以促进肾脏功能，有效控制糖尿病症状，改善高血压症状。

　　牛蒡中含有微量的木质素，可以促进肠道的消化吸收功能，增强身体免疫力。

▶ **搭配**宜忌

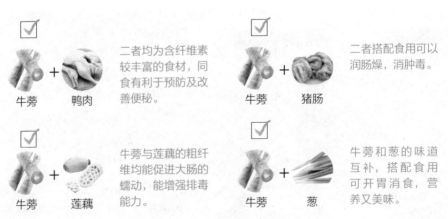

☑			☑		
牛蒡 + 鸭肉	二者均为含纤维素较丰富的食材，同食有利于预防及改善便秘。		牛蒡 + 猪肠	二者搭配食用可以润肠燥，消肿毒。	
☑ 牛蒡 + 莲藕	牛蒡与莲藕的粗纤维均能促进大肠的蠕动，能增强排毒能力。		☑ 牛蒡 + 葱	牛蒡和葱的味道互补，搭配食用可开胃消食，营养又美味。	

糙米牛蒡饭

时令养生经：米饭给一天提供充足的能量，粗纤维丰富的糙米和牛蒡可加速肠道蠕动，促进消化吸收。

原料： 水发大米60克，水发糙米60克，牛蒡50克，香菜适量

调料： 白醋适量

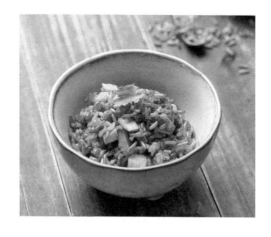

做法：

1 洗好去皮的牛蒡切成丁。

2 锅中注入适量的清水用大火烧开，倒入牛蒡丁，搅拌匀，淋入白醋，搅匀，煮至断生，捞出，沥干水分，待用。

3 砂锅中注入适量的清水，用大火烧热，倒入泡发好的糙米、大米，放入牛蒡丁，搅拌匀，大火煮开后转中火煮40分钟至熟。

4 将煮好的饭盛出装入碗中，放上香菜即可。

鸡肉牛蒡糯米饭

原料： 鸡腿100克，牛蒡50克，红萝卜丝30克，香菇30克，熟糯米饭200克，葱花适量

调料： 盐4克，胡椒粉2克，料酒3毫升，生抽、食用油各适量

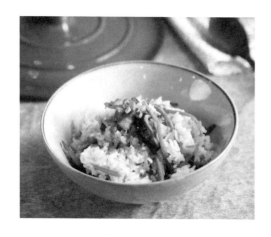

做法：

1 鸡腿洗净去骨，取肉切丁，装入碗中，加入盐、料酒、胡椒粉、食用油，拌匀腌渍。

2 牛蒡洗净去皮，切丝，焯水；香菇洗净去蒂，切块，焯水。

3 起油锅，倒入鸡腿肉，炒至转色；倒入红萝卜、牛蒡、香菇，炒至熟透；倒入熟糯米饭，再加入盐、生抽，拌匀调味，最后撒上葱花即可。

时令养生经：糯米吃起来比大米多一丝甜味，搭配降压助消化的牛蒡，具有较佳的温暖脾胃、补益中气的作用。

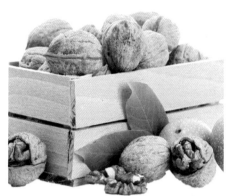

核桃 补脑乌发

| 【什么节气吃最好？】 小雪 | 大雪 |

核桃润肠养颜，适合小雪和大雪时节食用。

性味： 性温，味甘

归经： 归肺、肾经

选购秘诀： 表皮干净，干燥匀称

保存技巧： 置于通风、干燥、避光处保存

核桃中所含的精氨酸、油酸、抗氧化物质等对保护心血管，预防冠心病、脑卒中等是颇有裨益的。核桃还能抗衰老，是治疗神经衰弱的辅助剂，能延缓记忆力衰退。核桃仁中所含的维生素E，可使细胞免受自由基的氧化损害，是医学界公认的抗衰老物质，所以核桃有"万岁子""长寿果"之称。

核桃中所含的微量元素锌和锰是脑垂体的重要成分，常食核桃有益于大脑的营养补充，具有健脑益智的作用。

核桃含有亚麻油酸及钙、磷、铁，是人体理想的肌肤美容剂，经常食用有润肌肤、乌须发，以及具有防治头发过早变白和脱落的功能。

核桃还含有多种人体需要的微量元素，疲劳时吃些核桃仁，可以缓解疲劳和压力。

▶ 搭配宜忌

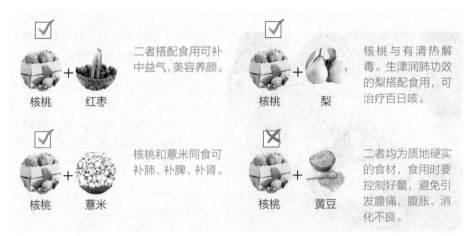

☑ 核桃 + 红枣　二者搭配食用可补中益气、美容养颜。

☑ 核桃 + 梨　核桃与有清热解毒、生津润肺功效的梨搭配食用，可治疗百日咳。

☑ 核桃 + 薏米　核桃和薏米同食可补肺、补脾、补肾。

☒ 核桃 + 黄豆　二者均为质地硬实的食材，食用时要控制好量，避免引发腹痛、腹胀、消化不良。

芝麻核桃丸

时令养生经：芝麻核桃丸具有滋补肝肾的功效，长期食用，能起到治疗失眠、多梦、健忘等病症的作用。

原料： 熟黑芝麻80克，核桃仁100克

调料： 蜂蜜适量

做法：

1 取料理机，将熟黑芝麻放入干磨杯中，磨成碎末，倒出，备用。

2 核桃仁捏碎，放入料理机的干磨杯中，磨成碎末，倒出，备用。

3 取大碗，倒入熟黑芝麻碎和核桃仁碎，拌匀。

4 倒入适量蜂蜜，拌匀后揉成可一口食用的丸子即可。

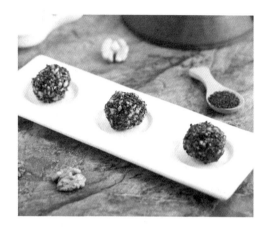

核桃粥

原料： 水发大米120克，薏米45克，核桃碎20克

做法：

1 砂锅中注入适量清水烧开，倒入备好的薏米、核桃碎，放入洗净的大米，拌匀。

2 盖上盖，烧开后用小火煮约45分钟至食材熟透。

3 揭开盖，搅拌几下。

4 关火后盛出煮好的粥即可。

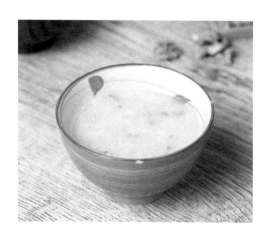

时令养生经：该养生核桃粥具有温肝、补肾、健脑、强筋、壮骨等功效，小雪时节可熬制食用。

枸杞 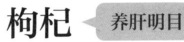养肝明目

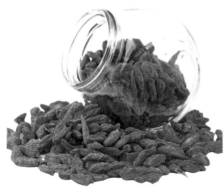

| **【什么节气吃最好？】** 立冬 | 小雪 | 冬至 |

枸杞益精明目，适合立冬、小雪和冬至时节食用。

性味： 性平，味甘
归经： 归肝、肾经
选购秘诀： 粒大肉厚，色红质柔软
保存技巧： 置于阴凉干燥处，防闷热、防潮、防蛀

食用枸杞不但可增强机体功能，促进健康的恢复，而且能提高机体的抗病能力，抵御病邪的侵害，增强机体对各种有害刺激的适应能力。

枸杞有明显促进造血细胞增殖的作用，可以使白细胞数量增多，增强人体的造血功能。枸杞能提高巨噬细胞率及T淋巴细胞转化率，具有调节免疫功能的作用，多用于老年性疾病及虚损型疾病。

枸杞能显著增加肌糖原、肝糖原的贮备量，提高人体活力，有抗疲劳的作用。

枸杞可以提高皮肤吸收养分的能力，另外，还有美白功效。枸杞对银屑病有明显疗效，对其他的皮肤病也有不同程度的疗效。

▶ **搭配宜忌**

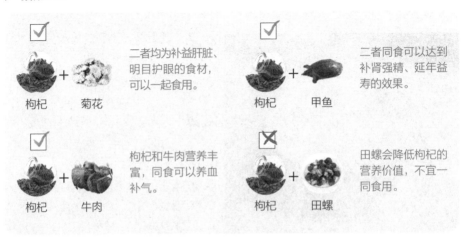

☑ 枸杞 + 菊花　二者均为补益肝脏、明目护眼的食材，可以一起食用。

☑ 枸杞 + 甲鱼　二者同食可以达到补肾强精、延年益寿的效果。

☑ 枸杞 + 牛肉　枸杞和牛肉营养丰富，同食可以养血补气。

☒ 枸杞 + 田螺　田螺会降低枸杞的营养价值，不宜一同食用。

玫瑰枸杞茶

时令养生经：玫瑰花药性温和，可理气解郁，与滋阴明目的枸杞搭配，能加强功效。

原料： 干玫瑰花、枸杞各适量

调料： 蜂蜜适量

做法：

1. 将干玫瑰花在开水中煮1分钟，然后捞出，沥干，备用。

2. 将玫瑰花和枸杞子一起放入杯中，用沸水冲泡。

3. 拌匀，待开水转温热后调入蜂蜜饮用。

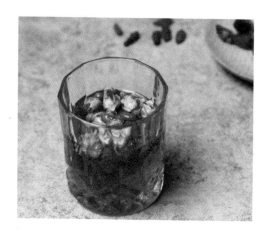

枸杞炖乳鸽

原料： 乳鸽肉120克，党参5克，红枣5克，枸杞3克，玉竹8克，姜片8克

调料： 盐适量

做法：

1. 各种药材用清水洗净，备用。

2. 处理干净的乳鸽入热水锅中氽水，沥干，备用。

3. 将乳鸽、党参、红枣、玉竹、枸杞、姜片放入汤盅，加上盖子，放置在蒸锅内，慢火炖2小时。

4. 加入盐，拌匀即可。

时令养生经：乳鸽肉易于消化，具有滋补益气、祛风解毒等功效，搭配多种药材食用，对病后体弱、头晕神疲者有补益作用。

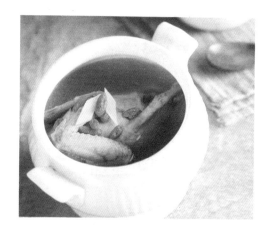

三、大雪——保暖防冻，辛温散寒

乌鸡 滋补养身

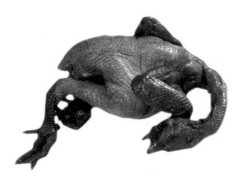

| 【什么节气吃最好？】 大雪｜冬至 ｜

乌鸡滋阴润燥，适合大雪和冬至时节食用。

性味： 性平，味甘
归经： 归肝、肾经
选购秘诀： 洁净没有异味，肉质结实
保存技巧： 放入冰箱冷冻室内保存

乌鸡体内的黑色物质含铁、铜元素较高，对于病后、产后贫血者具有补血、促进康复的食疗作用。

乌鸡含有人体不可缺少的赖氨酸、蛋氨酸和组氨酸，有相当高的滋补药用价值。日常食用可以滋阴补肾，调节人体免疫功能和抗衰老。

乌鸡含有的营养成分具有清除体内自由基，抑制过氧化脂质形成，抗衰老和抑制癌细胞生长的功效。

▶ **搭配宜忌**

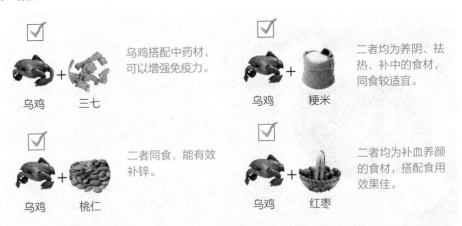

乌鸡 ＋ 三七　　乌鸡搭配中药材，可以增强免疫力。

乌鸡 ＋ 粳米　　二者均为养阴、祛热、补中的食材，同食较适宜。

乌鸡 ＋ 桃仁　　二者同食，能有效补锌。

乌鸡 ＋ 红枣　　二者均为补血养颜的食材，搭配食用效果佳。

核桃仁炖乌鸡

时令养生经：核桃强身补脑，乌鸡补肝益肾，大雪时节就靠它们暖胃了。

原料： 乌鸡块250克，核桃仁20克，枸杞10克

调料： 盐3克

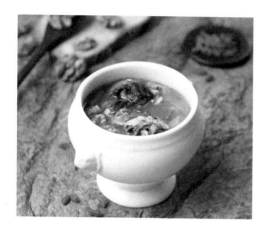

做法：

1　锅中注入适量清水烧开，倒入乌鸡块，汆片刻，捞出，沥干水分，装入盘中待用。

2　砂锅中注入适量清水烧开，倒入乌鸡块、核桃仁、枸杞，拌匀，大火煮开转小火煮2小时至食材熟透。

3　加入盐，稍稍搅拌至入味。

4　关火后盛出煮好的乌鸡，装入碗中即可。

虫草红枣乌鸡汤

原料： 乌鸡300克，虫草花15克，红枣、姜片各少许

调料： 盐2克

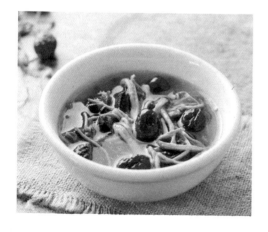

做法：

1　锅中注入适量清水用大火烧开，倒入乌鸡块，搅匀汆片刻，去除血水，捞出，沥干水分，待用。

2　砂锅中注入适量的清水用大火烧热，放入乌鸡块、虫草花、红枣和姜片，煮开后转小火煮3小时至熟透。

3　加入盐，搅匀调味，盛入碗中即可。

时令养生经：虫草花富含蛋白质、虫草素等成分，搭配红枣、乌鸡制成汤品，可益气、补血，能增强人体免疫力。

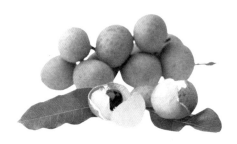

桂圆肉 健脑安神

| 【什么节气吃最好？】 大雪 | 冬至 |

桂圆肉健脾补血，适合大雪和冬至时节食用。

性味： 性温，味甘

归经： 归心、脾经

选购秘诀： 肉质厚，有清香

保存技巧： 放入密封罐中，干燥通风处保存

桂圆肉含有多种营养物质，有补血安神、健脑益智、补养心脾的功效，是健脾益智的佳品，对失眠、心悸、神经衰弱、记忆力减退、贫血有较好的滋补作用，对病后需要调养及体质虚弱的人有良好的食疗作用。

桂圆肉含丰富的葡萄糖、蔗糖及蛋白质等，含铁量也较高，可在提高热能、补充营养的同时，促进血红蛋白再生以补血。实验研究发现，桂圆肉除对全身有补益作用外，对脑细胞特别有益，能增强记忆力，消除疲劳。

桂圆肉具有提高机体免疫功能，抑制肿瘤细胞，降血脂，增加冠状动脉血流量，增强机体素质等作用。

▶ **搭配**宜忌

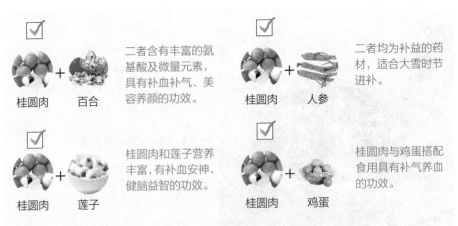

桂圆肉 ＋ 百合　　二者含有丰富的氨基酸及微量元素，具有补血补气、美容养颜的功效。

桂圆肉 ＋ 人参　　二者均为补益的药材，适合大雪时节进补。

桂圆肉 ＋ 莲子　　桂圆肉和莲子营养丰富，有补血安神、健脑益智的功效。

桂圆肉 ＋ 鸡蛋　　桂圆肉与鸡蛋搭配食用具有补气养血的功效。

红枣桂圆茶

时令养生经：红枣和桂圆是常见的养生食材，具有补中益气、养血安神等功效。

原料： 红枣20克，桂圆肉30克

做法：

1 砂锅中注入适量清水烧开，放入备好的红枣和桂圆肉。

2 用小火煮约20分钟，至食材的有效成分析出。

3 揭开盖，搅拌均匀。

4 关火后盛出煮好的茶水，装入碗中即可。

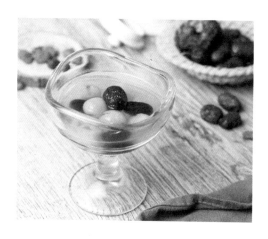

桂圆红枣炖鸡蛋

原料： 水发银耳50克，桂圆肉20克，红枣30克，熟鸡蛋1个

调料： 冰糖适量

做法：

1 锅中注入适量清水烧开，放入熟鸡蛋，再加入洗好的银耳、桂圆肉、红枣，搅拌片刻，盖上锅盖，烧开后用大火煮20分钟至食材熟透。

2 加入冰糖，搅拌片刻，至冰糖完全溶化。

3 将煮好的甜汤盛出，装入碗中即可。

时令养生经：这款益气血、养容颜的甜汤，选用营养好吃的食材，让人爱不释手。

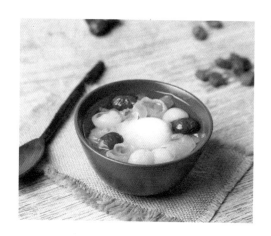

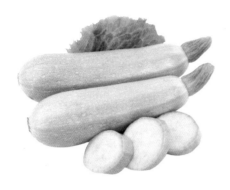

西葫芦 清热利尿

| 【什么节气吃最好？】大雪 | 立春 |

西葫芦除烦止渴，适合大雪和立春时节食用。

性味：性凉，味甘

归经：归脾、胃经

选购秘诀：瓜体周正，表面光滑

保存技巧：用保鲜袋装好，直接放在冰箱冷藏室中保存

西葫芦含有较多的维生素C、葡萄糖等营养物质，具有除烦止渴、润肺止咳、清热利尿、消肿散结的功效。其还含有能促进人体内胰岛素分泌的物质，可有效地防治糖尿病、预防肝肾病变，有助于增强肝肾细胞的再生能力。

西葫芦含有一种干扰素的诱生剂，可刺激机体产生干扰素，发挥抗病毒和抗肿瘤的作用，从而提高身体免疫力。

西葫芦中丰富的钙、磷、钾等矿物质可调节人体代谢，具有减肥瘦身的功效。

西葫芦富含水分、膳食纤维以及B族维生素，有改善肤色、补充肌肤养分的作用，可使肌肤变得水嫩有光泽。

▶ **搭配**宜忌

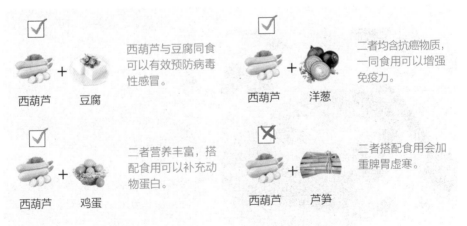

西葫芦 + 豆腐　西葫芦与豆腐同食可以有效预防病毒性感冒。

西葫芦 + 洋葱　二者均含抗癌物质，一同食用可以增强免疫力。

西葫芦 + 鸡蛋　二者营养丰富，搭配食用可以补充动物蛋白。

西葫芦 + 芦笋　二者搭配食用会加重脾胃虚寒。

西葫芦软饼

时令养生经：玉米降压降脂、西葫芦润肤养颜，制成软饼，回味无穷。

原料： 西葫芦100克，面粉200克，玉米粉100克

调料： 盐4克，鸡粉2克，食用油适量

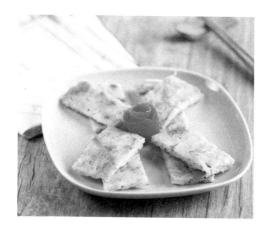

做法：

1 洗净的西葫芦切成粒，备用。

2 锅中注水烧开，放入少许盐、食用油，倒入西葫芦，煮至八成熟，捞出，沥干水分，备用。

3 把西葫芦装入碗中，倒入玉米粉、盐、鸡粉，拌匀；倒入面粉，拌匀；加入少许清水，搅成面糊，放入适量食用油，搅拌匀。

4 煎锅注油烧热，放入调好的面糊，摊成饼状，略煎一会儿，至饼成形；盛出后切成容易入口的块状，装入盘中即可。

清蒸西葫芦

原料： 西葫芦140克，朝天椒30克，蒜末、葱花各少许

调料： 盐2克，生抽5毫升，食用油适量

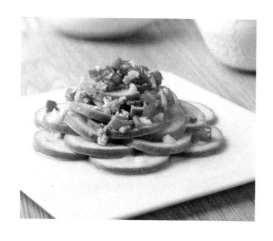

做法：

1 洗净的朝天椒切圈，备用。

2 洗好的西葫芦切片；取蒸盘，摆放切好的西葫芦。

3 撒上朝天椒圈，加入盐、食用油，放上蒜末，备用。

4 蒸锅烧热，放入蒸盘，蒸约10分钟至食材熟透；关火后取出，撒上葱花，浇上生抽即可。

时令养生经：西葫芦属于低嘌呤、低钠食物，对痛风、高血压等病症有疗效，是一道适合大雪时节享用的营养丰富的菜肴。

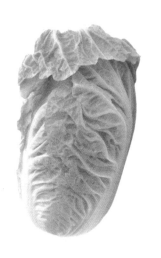

大白菜 滋阴润肠

| 【什么节气吃最好？】立冬 | 大雪 | 冬至 |

大白菜排毒抗癌，适合立冬、大雪和冬至时节食用。

性味：性平，味甘

归经：归肠、胃经

选购秘诀：菜球结实紧密、菜梗坚实、叶片鲜翠

保存技巧：在白菜叶上套上袋子，口不用扎，根朝下竖着放即可

空气干燥的大雪时节，食用富含维生素C和维生素E的大白菜，可以达到很好的养颜护肤的效果，弥补寒风对人体皮肤的伤害。

清甜多汁的大白菜具有清热解毒、养胃生津等功效。大白菜中的钾能将人体中的盐分排出体外，有利尿作用；大白菜中微量的钼，能抑制人体内致癌物亚硝酸胺的生成。

大白菜的多种有益营养元素能够提高机体免疫力，有预防感冒及消除疲劳的功效。

大白菜所含丰富的粗纤维能促进肠壁蠕动，有助于消化并能稀释肠道毒素，常食可增强人体抗病能力和降低胆固醇，对伤口难愈、牙齿出血也有防治作用，还有降低血压、降低胆固醇、预防心血管疾病的功用。

▶ **搭配**宜忌

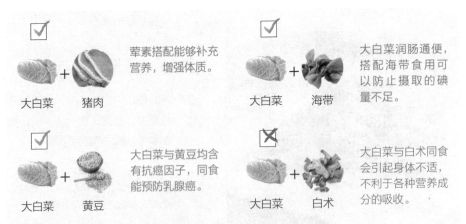

大白菜 + 猪肉　荤素搭配能够补充营养，增强体质。

大白菜 + 海带　大白菜润肠通便，搭配海带食用可以防止摄取的碘量不足。

大白菜 + 黄豆　大白菜与黄豆均含有抗癌因子，同食能预防乳腺癌。

大白菜 + 白术　大白菜与白术同食会引起身体不适，不利于各种营养成分的吸收。

时蔬白菜卷

时令养生经：营养价值极高的香菇、胡萝卜和大白菜，搭配食用可补益肠胃，对病后调养作用明显。

原料： 白菜叶200克，水发香菇50克，胡萝卜丝40克，猪肉泥30克，蛋液、葱花、姜末各适量

调料： 鸡粉3克，盐2克，生抽10毫升，水淀粉15毫升，芝麻油、食用油各适量

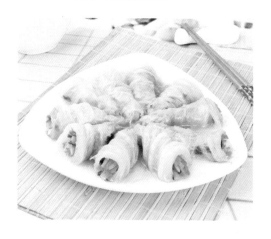

做法：

1 取锅注油烧热，倒入蛋液摊平，煎至金黄，盛出后切丝，待用。

2 香菇去蒂切丝；猪肉泥装入碗中，加入生抽、芝麻油、葱花、姜末，拌匀，待用。

3 将焯过水的白菜叶摊平，放入适量香菇丝、胡萝卜丝、鸡蛋丝、猪肉泥，卷好成白菜卷；重复该步骤将食材卷好，放入蒸盘中，再用电蒸锅蒸约10分钟。

4 炒锅中注水，放入盐、鸡粉和水淀粉，搅匀制成浇汁；将汁浇在白菜卷上即可。

胡萝卜大白菜汁

原料： 胡萝卜2个，大白菜150克

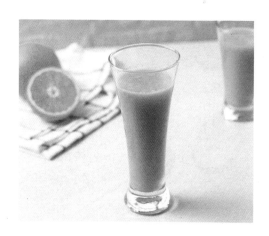

做法：

1 将胡萝卜洗净去皮，去除两端，再切成小块。

2 将大白菜洗净，切成小段。

3 将胡萝卜、大白菜放进榨汁机中，加入适量纯净水。

4 盖好盖子，启动榨汁机，榨成汁即可。

时令养生经：胡萝卜丰富的营养物质可修护和巩固细胞膜，大白菜可增强细胞免疫力，榨汁饮用，可润肠排毒。

四、冬至——阴阳交替，疏通经络

糯米 — 调养脾胃

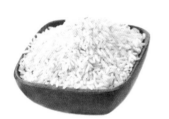

| **【什么节气吃最好？】冬至** |

糯米温补脾胃，适合冬至时节食用。

性味： 性温，味甘

归经： 归脾、肺经

选购秘诀： 以放了三四个月的为佳，因新鲜糯米不太容易煮烂，也较难吸收作料的香味

保存技巧： 米袋中放些大蒜可防止大米长虫

《本草纲目》中对糯米的介绍为："暖脾胃，止虚寒泻痢，缩小便，收自汗，发痘疮。"糯米作为一种温补脾胃的食材，适用于脾胃虚寒所致的反胃、食欲减少、泄泻和气虚引起的汗虚、气短无力、妊娠腹坠胀等症。特别是在冬至时节，能够食用补养人体正气的糯米，便能起到御寒、滋补的作用。糯米有收涩作用，对尿频、自汗有较好的食疗效果。

糯米中含钙高，有很好的补骨健齿的作用。糯米对于哮喘、支气管炎等慢性病患者，恢复期的病人及体虚者，都是一种很好的营养食品。

▶ **搭配宜忌**

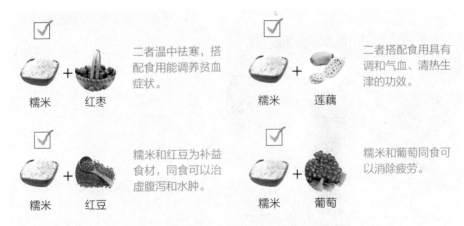

二者温中祛寒，搭配食用能调养贫血症状。

糯米 ＋ 红枣

二者搭配食用具有调和气血、清热生津的功效。

糯米 ＋ 莲藕

糯米和红豆为补益食材，同食可以治虚腹泻和水肿。

糯米 ＋ 红豆

糯米和葡萄同食可以消除疲劳。

糯米 ＋ 葡萄

莲子糯米粥

时令养生经：莲子和糯米均有补益脾胃的功效，冬至时节食用，有助于身体健康。

原料： 莲子100克，糯米60克

调料： 白糖10克

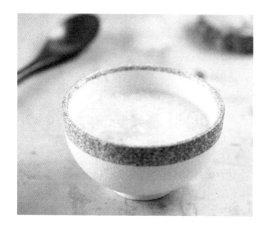

做法：

1 砂锅置火上，注入适量清水烧开，放入糯米和莲子拌匀，使米粒散开。

2 盖上盖，烧开后用小火煮约60分钟，至食材熟透。

3 揭盖，加入白糖，拌匀，用中火煮至溶化。

4 关火后盛出煮好的糯米羹，装在碗中即可。

香菇糯米饭

原料： 糯米300克，猪里脊肉80克，香菇50克，姜末适量

调料： 盐2克，酱油、食用油各适量

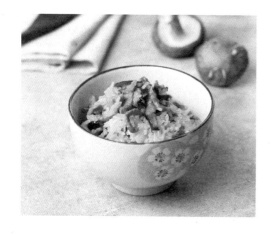

做法：

1 糯米淘洗干净，浸泡一晚上后，控干水分，上笼蒸约40分钟。

2 香菇洗净去蒂，切成丝；猪肉洗净切丝，备用。

3 起油锅，放入姜末，爆香；放入猪肉丝炒散；放入香菇，炒香。

4 加入酱油、盐，拌匀调味；放入糯米饭拌匀即可。

时令养生经：香菇味道鲜美，可补气益胃，食欲不振者可搭配糯米食用，从而达到调养脾胃的功效。

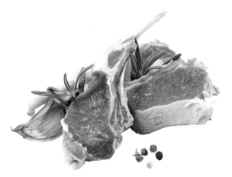

羊肉 驱寒暖胃

|【什么节气吃最好？】冬至 | 小寒 |

羊肉可抵御风寒，适合冬至和小寒时节食用。

性味： 性热，味甘
归经： 归脾、胃、肾、心经
选购秘诀： 肉色鲜红，肉质紧密有弹性
保存技巧： 放入冰箱中冷藏

羊肉补血温经，可用于妇女产后血虚经寒所致的腹部冷痛。寒冬常吃羊肉也可益气补虚，促进血液循环，使皮肤红润，增强御寒能力。

中医认为，羊肉有补肾壮阳的作用，可用于治疗肾阳虚所致的腰膝酸软冷痛、阳痿等症，适合男士经常食用。

羊肉肉质细嫩，含有丰富的蛋白质，其含量较猪肉、牛肉高，营养价值高。羊肉还可保护胃壁，增加消化酶的分泌，帮助消化。

羊肉有益血、补肝、明目之功效，对治疗产后贫血、肺结核、夜盲、白内障、青光眼等症有很好的效果。

▶ 搭配宜忌

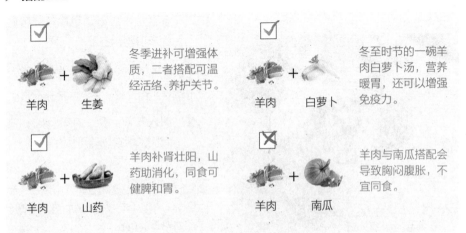

羊肉 ☑ 生姜
冬季进补可增强体质，二者搭配可温经活络、养护关节。

羊肉 ☑ 白萝卜
冬至时节的一碗羊肉白萝卜汤，营养暖胃，还可以增强免疫力。

羊肉 ☑ 山药
羊肉补肾壮阳，山药助消化，同食可健脾和胃。

羊肉 ☒ 南瓜
羊肉与南瓜搭配会导致胸闷腹胀，不宜同食。

清炖羊肉

时令养生经：冬至时节，人体阳气藏于体内，食用温补祛寒的羊肉可改善手足冰冷的症状。

原料： 羊肉块350克，姜片、葱段、葱白、香菜各适量

调料： 料酒20毫升，盐3克，鸡粉2克，胡椒粉2克，食用油适量

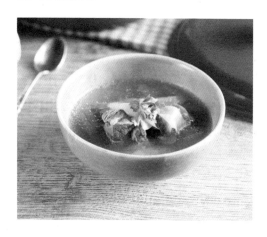

做法：

1. 锅中注水烧开，倒入洗净的羊肉块，搅匀，淋入适量料酒，余去血水，捞出，沥干，备用。

2. 砂锅中注入适量清水烧开，倒入羊肉块，放入备好的姜片、葱段、葱白，淋入料酒，烧开后用小火炖1小时，至食材熟软。

3. 加入盐、鸡粉、胡椒粉调味，用中火续煮片刻，搅拌均匀，使食材入味。

4. 将煮好的羊肉汤盛出，装入碗中撒上香菜末即可。

当归生姜羊肉汤

原料： 羊肉400克，当归10克，姜片40克，香菜末少许

调料： 料酒8毫升，盐2克，鸡粉2克

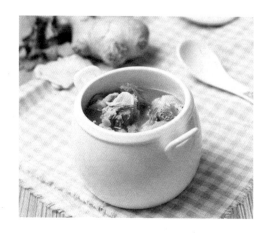

做法：

1. 锅中注水烧开，倒入羊肉，搅拌匀，加入料酒，煮沸，余去血水，捞出，沥干水分，待用。

2. 砂锅注入适量清水烧开，倒入当归和姜片，放入羊肉，淋入料酒，搅拌匀，小火炖2小时至羊肉软烂。

3. 放入盐、鸡粉，拌匀调味；关火后盛出煮好的汤料，撒上香菜末即可。

时令养生经：当归益气补血，生姜、羊肉可以暖胃，冬至时节一同熬制汤品，可滋补养生。

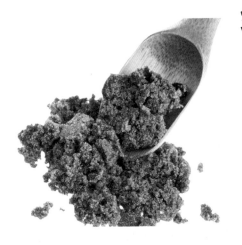

红糖 补中益气

| 【什么节气吃最好？】 冬至 | 大寒 | 立春 |

红糖益气补血，适合冬至、大寒和立春时节食用。

性味： 性温、味甘
归经： 归肝、脾经
选购秘诀： 干燥、松散、无杂质
保存技巧： 宜保存在干燥通风处

红糖中所含有的葡萄糖、果糖等单糖和多糖类能量物质，可加速皮肤细胞的代谢，为细胞提供能量。未经过精炼的红糖保留了较多甘蔗的营养成分，也更加容易被人体消化吸收，因此能快速补充体力、增加活力。

甘蔗含有多种人体必需氨基酸，如赖氨酸、柠檬酸等，这些氨基酸都是合成人体蛋白质、支援新陈代谢、参与人体生命活动不可缺少的基础物质，对促进健康有绝对的正面效用。

红糖中含有的叶酸、微量物质等可加速血液循环，增加血容量的成分，刺激机体的造血功能，扩充血容量，提高局部皮肤的营养、氧气、水分供应，能有效改善肤质。同时，由于红糖的补气补血、调经和胃功效，使其成为女性不可缺少的滋补佳品。

▶ 搭配宜忌

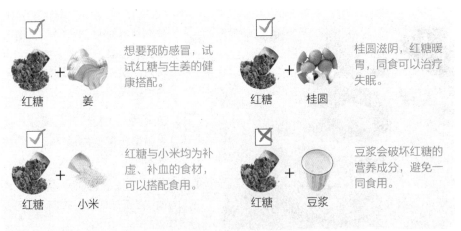

红糖 ＋ 姜　　想要预防感冒，试试红糖与生姜的健康搭配。

红糖 ＋ 桂圆　　桂圆滋阴，红糖暖胃，同食可以治疗失眠。

红糖 ＋ 小米　　红糖与小米均为补虚、补血的食材，可以搭配食用。

红糖 ＋ 豆浆　　豆浆会破坏红糖的营养成分，避免一同食用。

红糖姜汤

时令养生经：姜可增强血液循环，与红糖搭配，有散寒温脾的作用。

原料： 生姜50克

调料： 红糖35克

做法：

1. 将生姜洗净去皮，切成小块，备用。

2. 锅中倒入清水烧开，倒入姜块，慢火煮5分钟。

3. 倒入红糖拌匀，煮化。

4. 将红糖姜汤盛入碗中即可。

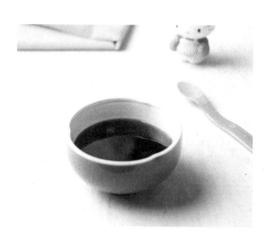

姜丝红糖蒸鸡蛋

原料： 鸡蛋2个，姜丝3克，温水100毫升

调料： 红糖5克，黄酒5毫升

做法：

1. 将红糖放入温水中，拌匀成红糖水；取碗，打入鸡蛋，拌匀，再倒入红糖水，边倒边搅拌。

2. 放入姜丝，加入黄酒，搅拌均匀。

3. 备好已注水烧开的电蒸锅，放入搅拌好的液体，调好时间旋钮，蒸10分钟至熟。

4. 揭盖，取出蒸好的鸡蛋即可。

时令养生经：将黄酒、红糖水和姜丝加入蛋液当中，蒸而食用，在强身健体的同时更能活血补血，是营养十足的保健佳品。

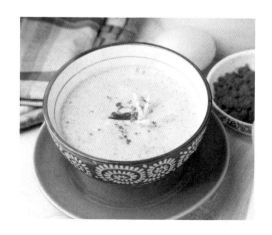

橙子

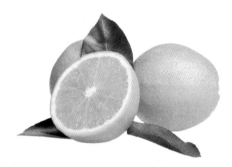

预防感冒咳嗽

| 【什么节气吃最好？】霜降 | 大雪 | 冬至 |

橙子降火排毒，适合霜降、大雪和冬至时节食用。

性味：性微凉，味甘、酸
归经：归肺、脾、胃经
选购秘诀：表皮薄且光滑，掂量时较重
保存技巧：放在通风处保存即可

　　橙子含有大量维生素C和胡萝卜素，可以抑制致癌物质的形成，还能软化和保护血管，以增强毛细血管弹性，促进血液循环，降低胆固醇和血脂，经常食用对高血压、高血脂和动脉硬化者有补益作用。

　　橙子清热化痰，其健脾温胃的作用也能强化免疫系统，有效防止流感等病毒的侵入，对治疗感冒咳嗽颇有益处。和中开胃的橙子能缓和厌食、呕吐等病症，经常食用还能保持皮肤湿润。

　　橙子发出的气味有利于缓解心理压力，常吃橙子有助于舒缓疲劳、维持大脑活力。其果皮可作为健胃剂、芳香调味剂。

▶ **搭配**宜忌

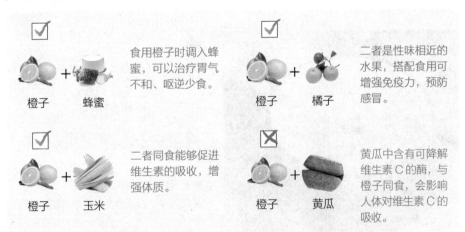

橙子 ☑ 蜂蜜　食用橙子时调入蜂蜜，可以治疗胃气不和、呕逆少食。

橙子 ☑ 橘子　二者是性味相近的水果，搭配食用可增强免疫力，预防感冒。

橙子 ☑ 玉米　二者同食能够促进维生素的吸收，增强体质。

橙子 ☒ 黄瓜　黄瓜中含有可降解维生素C的酶，与橙子同食，会影响人体对维生素C的吸收。

橙子南瓜羹

时令养生经：南瓜健脾护肝，橙子芳香化痰，冬至时节食用可缓解咳嗽症状。

原料： 南瓜200克，橙子120克

调料： 冰糖适量

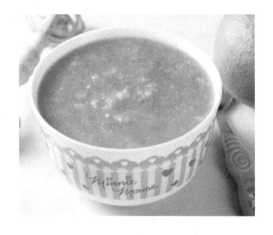

做法：

1. 南瓜洗净去皮，切片；橙子洗净去皮，取果肉，再剁碎，备用。

2. 蒸锅上火烧开，放入南瓜片，烧开后用中火蒸约20分钟至南瓜软烂；取出放凉后捣成泥状。

3. 锅中注水烧开，倒入适量冰糖，搅拌匀，煮至溶化；倒入南瓜泥，快速搅散；倒入橙子肉，搅拌匀，用大火煮1分钟，撇去浮沫。

4. 关火后盛出煮好的食材，装入碗中即可。

盐蒸橙子

原料： 橙子160克

调料： 盐少许

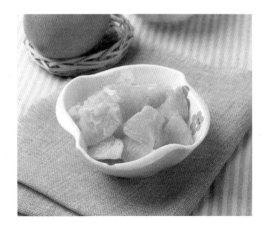

做法：

1. 洗净的橙子切去顶部，在果肉上插数个小孔，撒上少许盐，静置约5分钟，备用。

2. 蒸锅上火烧开，放入橙子，用中火蒸约8分钟至橙子熟透。

3. 取出蒸好的橙子，放凉后切成小块，取出果肉，装入小碗中。

4. 淋入蒸碗中的汤水即可。

时令养生经：橙子所含的芳香味有镇静安神的作用，盐蒸橙子是一个超级有效的止咳小偏方。

五、小寒——寒邪入侵，养精蓄锐

黑豆 益智健脑

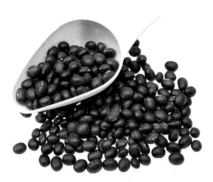

| **【什么节气吃最好？】小寒 | 大寒** |

黑豆补肾乌发，适合小寒和大寒时节食用。

性味：性平，味甘
归经：归心、肝、肾经
选购秘诀：豆粒完整，颜色乌黑
保存技巧：装在密封罐中，置于阴凉、避光处

黑豆具有祛风除湿、调中下气、活血解毒、利尿明目等功效。黑豆中的维生素E和花青素是很好的抗氧化剂，能清除体内的自由基，减少皮肤皱纹、明目乌发，达到养颜美容的目的。

现代人工作压力大，易出现体虚乏力的状况。中医理论，"黑豆乃肾之谷"，食用黑豆可补益肾脏，达到抗衰老、增强活力和精力的目的。若是肾虚之人食用黑豆，可以有效地缓解尿频、腰酸、女性白带异常及下腹部阴冷等症状，效果极佳。

黑豆含丰富的膳食纤维，可促进肠胃蠕动，具有良好的通便作用，能预防便秘。

▶ **搭配**宜忌

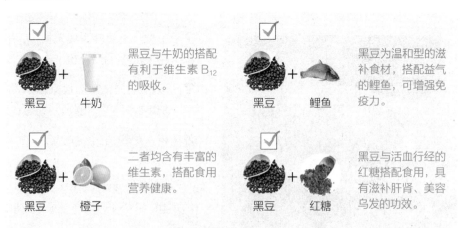

黑豆 ＋ 牛奶　黑豆与牛奶的搭配有利于维生素 B$_{12}$ 的吸收。

黑豆 ＋ 鲤鱼　黑豆为温和型的滋补食材，搭配益气的鲤鱼，可增强免疫力。

黑豆 ＋ 橙子　二者均含有丰富的维生素，搭配食用营养健康。

黑豆 ＋ 红糖　黑豆与活血行经的红糖搭配食用，具有滋补肝肾、美容乌发的功效。

黄瓜拌黑豆

时令养生经：黄瓜与黑豆的纤维质含量丰富，食用后可以预防便秘。

原料： 黄瓜150克，水发黑豆100克

调料： 盐3克，芝麻油适量

做法：

1 洗净的黄瓜切成丁，备用。

2 泡好的黑豆洗净后放入沸水锅中，焖煮30分钟至软熟，捞出，备用。

3 取大碗，放入黑豆、黄瓜，倒入芝麻油、盐，拌匀。

4 取盘子，倒入拌好的食材即可。

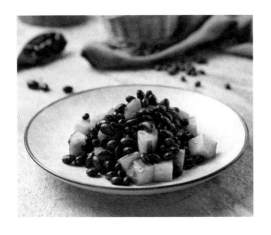

红枣黑豆炖鲤鱼

原料： 鲤鱼块400克，水发黑豆100克，葱白、姜片、红枣各适量

调料： 盐2克，鸡粉2克，食用油适量

做法：

1 起油锅，放入处理干净的鲤鱼块，煎至两面焦黄，盛出，备用。

2 锅中注入适量清水烧开，倒入鲤鱼块、洗净的黑豆、姜片、葱白和红枣，拌匀，水烧开后用小火炖2小时，至食材熟透。

3 放入盐、鸡粉，拌匀调味；关火后盛出炖好的汤料，装入汤碗中即可。

时令养生经：鲤鱼益气补虚，黑豆除皱抗衰老，一起炖制的汤品是美容的佳品。

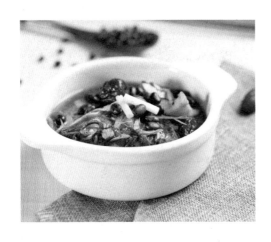

鲈鱼 健身补气

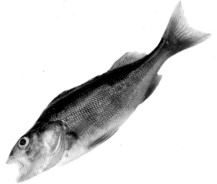

| 【什么节气吃最好？】 冬至 | 小寒 |

鲈鱼健脾益肾，适合冬至和小寒时节食用。

性味：性平，味甘

归经：归肝、脾、肾经

选购秘诀：鱼鳞光泽透亮，鱼体有弹性

保存技巧：去除内脏、洗净、擦干后用保鲜膜包好，放入冰箱中冷冻保存

鲈鱼肉质鲜美，容易消化，其富含蛋白质、维生素A、B族维生素、钙、镁、锌、硒等营养元素，具有补肝肾、益脾胃、化痰止咳之效，对肝肾不足的人有很好的补益作用，适合慢性肠炎、慢性肾炎患者食用。

鲈鱼益肾安胎，可治胎动不安、产后少乳等症。孕妇吃鲈鱼既容易消化，又能防治水肿、贫血、头晕等症状。

鲈鱼血中含有较多的铜元素，铜是维持人体神经系统正常功能并参与数种物质代谢的关键酶功能发挥的不可缺少的矿物质。

鲈鱼中富含EPA和DHA，对预防血脂异常和心脑血管病等有一定的作用。

▶ **搭配**宜忌

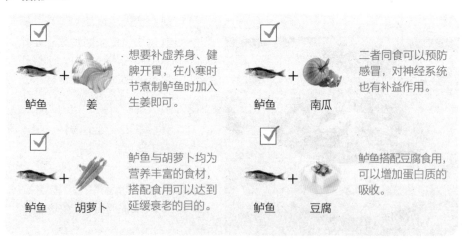

鲈鱼　＋　姜
想要补虚养身、健脾开胃，在小寒时节煮制鲈鱼时加入生姜即可。

鲈鱼　＋　南瓜
二者同食可以预防感冒，对神经系统也有补益作用。

鲈鱼　＋　胡萝卜
鲈鱼与胡萝卜均为营养丰富的食材，搭配食用可以达到延缓衰老的目的。

鲈鱼　＋　豆腐
鲈鱼搭配豆腐食用，可以增加蛋白质的吸收。

剁椒鲈鱼

时令养生经：鲈鱼补肝肾、益脾胃，搭配剁椒鲜咸开胃。

原料： 鲈鱼350克，剁椒35克，葱花、姜末各少许

调料： 鸡粉2克，蒸鱼豉油30毫升，芝麻油适量

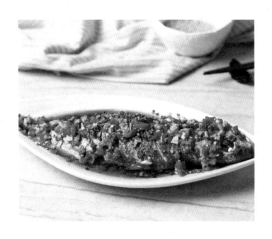

做法：

1 处理干净的鲈鱼由背部切上花刀，待用。

2 取一个小碗，倒入备好的剁椒，放入姜末，淋入适量蒸鱼豉油，加入鸡粉，搅拌均匀，制成辣酱，待用。

3 取蒸盘，放入鲈鱼，铺上辣酱，摊匀，淋入芝麻油，待用。

4 蒸锅中放入蒸盘，用中火蒸约10分钟，至食材熟透；取出蒸盘，趁热浇上蒸鱼豉油，点缀上葱花即成。

鲈鱼老姜苦瓜汤

原料： 苦瓜块50克，鲈鱼肉60克，老姜10克，葱段少许

调料： 盐1克，食用油适量

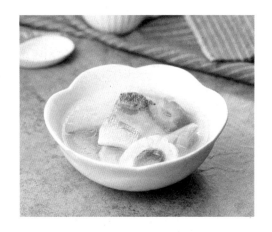

做法：

1 砂锅置火上，注入适量的油，倒入葱段、老姜，爆香；放入洗净的苦瓜块，注入适量清水，用大火煮开。

2 放入洗净的鲈鱼肉，用小火续煮10分钟至食材熟透。

3 加入盐，搅匀调味；关火后盛出煮好的汤，装碗即可。

时令养生经：肉质清甜的鲈鱼，搭配清肝明目的苦瓜，夹杂着浓香的姜味，乳白色的汤汁，美不可言。

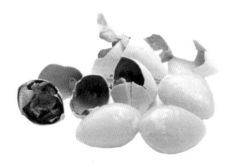

白果 治哮喘咳嗽

【什么节气吃最好? 】小寒

白果抑菌杀菌，适合小寒时节食用。

性味：性平，味甘、苦、涩，有小毒
归经：归肺经
选购秘诀：种仁饱满，果粒白净
保存技巧：置通风干燥处

白果中的黄酮苷、苦内脂对脑血栓、老年性痴呆、高血压、高血脂、冠心病、动脉硬化、脑功能减退等疾病有特殊的预防和治疗效果。

经常食用白果，可以滋阴养颜抗衰老，扩张微血管，促进血液循环，使人肌肤光滑、面部红润，精神焕发，延年益寿。

中医认为，白果能敛肺气、定痰喘、止带浊、止泻泄、解毒、缩小便，主治哮喘痰嗽、带下白浊、小便频数、遗尿等。特别适合尿频者，以及体虚、带下白浊的女性。

白果还可以保护肝脏、减少心律不齐、防止过敏反应中致命性的支气管收缩，还可以应用于治疗哮喘、移植排异、心肌梗死、脑卒中、器官保护和透析。

▶ **搭配**宜忌

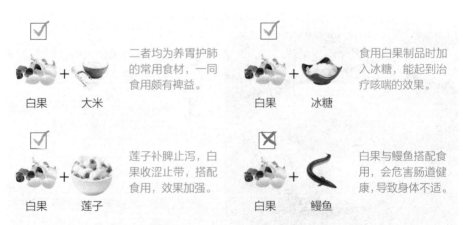

| ☑ 白果 + 大米 | 二者均为养胃护肺的常用食材，一同食用颇有裨益。 | ☑ 白果 + 冰糖 | 食用白果制品时加入冰糖，能起到治疗咳喘的效果。 |
| ☑ 白果 + 莲子 | 莲子补脾止泻，白果收涩止带，搭配食用，效果加强。 | ☒ 白果 + 鳗鱼 | 白果与鳗鱼搭配食用，会危害肠道健康，导致身体不适。 |

白果炖鸡

时令养生经：小寒时节食用滋补的炖品，能促进血液循环，使精神焕发。

原料： 鸡1只，猪骨头450克，猪瘦肉100克，白果120克，葱15克，香菜15克，姜20克，枸杞10克

调料： 盐4克，胡椒粉少许

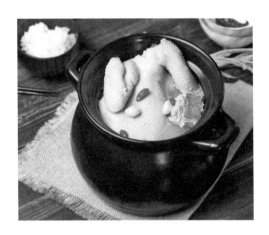

做法：

1 瘦肉洗净，切块；姜拍扁。

2 锅中注水，放入猪骨头、处理干净的整鸡和瘦肉，加盖，大火煮开，捞起装盘，备用。

3 砂锅置大火上，加适量水，放入姜、葱；再倒入猪骨头、鸡、瘦肉、枸杞和白果，烧开后转小火煲2小时。

4 调入盐、胡椒粉，拌匀调味即可。

小麦白果乌鸡汤

原料： 白果25克，乌鸡块200克，蜜枣10克，小麦20克，姜片适量

调料： 盐2克，鸡粉2克，料酒5毫升

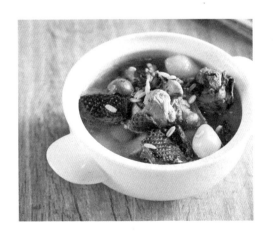

做法：

1 将乌鸡块装入盘中，加入少许盐、鸡粉、料酒，腌渍约10分钟，至其入味，备用。

2 砂锅中注入适量清水烧开，倒入洗好的白果、姜片、小麦、蜜枣和乌鸡块，烧开后用小火煮约2小时。

3 加入盐、鸡粉，拌匀，煮至食材入味即可。

时令养生经：白果抗衰老，乌鸡补气养血，蜜枣润燥，小寒时节食用，防止寒邪入侵。

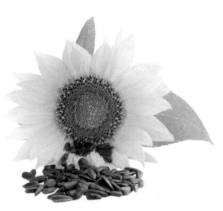

葵花子 滋润肌肤

| 【什么节气吃最好？】 大雪 | 冬至 | 小寒 |

葵花子能保护心血管，适合大雪、冬至和小寒时节食用。

性味： 性平，味甘

归经： 归心、大肠经

选购秘诀： 颗粒饱满，大小匀称

保存技巧： 放入密封罐内，置于干燥、阴凉处

　　葵花子具有补虚损、降血脂、抗癌、通便之功效。其含有的丰富的钾元素对保护心脏功能、预防高血压颇有裨益；含有的维生素E可促进血液循环，抗氧化，防衰老；所含的植物固醇和磷脂能够抑制人体内胆固醇的合成，防止血浆胆固醇过多，可防止动脉硬化。

　　葵花子所含的丰富的铁、锌、镁等微量元素使葵花子具有预防贫血等疾病的作用。

　　葵花子当中含有大量的食用纤维，而食用纤维可以降低结肠癌的发病率。

　　葵花子的蛋白质当中含有精氨酸，精氨酸是制造精液不可缺少的成分。因此，处在生育期的男人，每天食用一些葵花子对身体是非常有好处的。

▶ 搭配宜忌

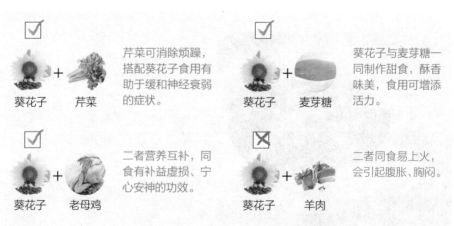

葵花子 ＋ 芹菜　芹菜可消除烦躁，搭配葵花子食用有助于缓和神经衰弱的症状。

葵花子 ＋ 麦芽糖　葵花子与麦芽糖一同制作甜食，酥香味美，食用可增添活力。

葵花子 ＋ 老母鸡　二者营养互补，同食有补益虚损、宁心安神的功效。

葵花子 ＋ 羊肉　二者同食易上火，会引起腹胀、胸闷。

葵花子豆浆

时令养生经：香脆的葵花子是休闲零食，搭配黄豆制成豆浆，口感香滑，还可增强免疫力。

原料： 水发黄豆50克，葵花子35克

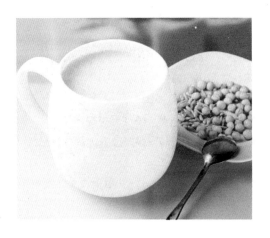

做法：

1 将已浸泡8小时的黄豆倒入碗中，加入适量清水，用手搓洗干净后沥干，备用。

2 取豆浆机，倒入黄豆和葵花子，注入适量清水，启动机器，待豆浆机运转约15分钟，即成葵花子豆浆。

3 将豆浆机断电，取下机头，把煮好的豆浆倒入滤网，滤取豆浆，倒入杯中，用汤匙撇去浮沫即可。

红枣葵花子糯米饭

原料： 水发糯米60克，水发大米50克，红枣10克，葵花子仁15克

调料： 红糖20克

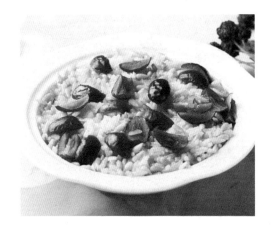

做法：

1 红枣去核，切碎，备用。

2 将大米、糯米、红枣、葵花子仁放入碗中，倒入适量清水，清洗干净，滤去水分；加入红糖，拌匀；倒入蒸碗中，加入适量清水。

3 蒸锅上火烧开，放入食材，用中火蒸40分钟至熟；取出，待稍微放凉后即可食用。

时令养生经：红枣能养血安神，葵花子能延缓衰老，二者搭配可补血养颜。

六、大寒——取暖宜静，补肾固肾

四季豆 促进骨折愈合

| 【什么节气吃最好？】 小寒 | 大寒 |

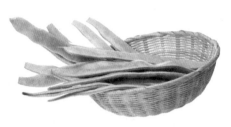

四季豆补益元气，适合小寒和大寒时节食用。

性味： 性微温，味甘
归经： 归脾、胃经
选购秘诀： 豆荚饱满，表皮无虫蛀
保存技巧： 直接用袋子装好放入冰箱中冷藏

　　四季豆养胃下气，主治脾虚兼湿、食少便溏、湿浊下注、妇女带下过多，还可用于暑湿伤中、吐泻转筋等症，有调和脏腑、安养精神、益气健脾、消暑化湿和利水消肿的功效。

　　四季豆中含有丰富的维生素C和铁，经常食用对缺铁性贫血有益。四季豆中还含有大量的维生素K，维生素K能增加骨质疏松病人的骨密度，降低骨折的风险。

　　四季豆中的皂苷类物质能降低机体对脂肪的吸收，促进脂肪代谢，起到排毒瘦身的功效。

▶ **搭配宜忌**

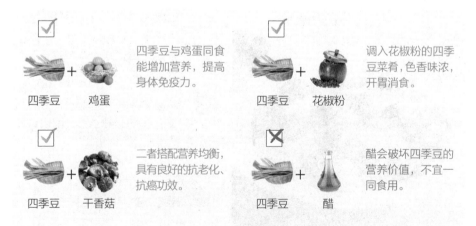

四季豆 ＋ 鸡蛋　　四季豆与鸡蛋同食能增加营养，提高身体免疫力。

四季豆 ＋ 花椒粉　　调入花椒粉的四季豆菜肴，色香味浓，开胃消食。

四季豆 ＋ 干香菇　　二者搭配营养均衡，具有良好的抗老化、抗癌功效。

四季豆 ＋ 醋　　醋会破坏四季豆的营养价值，不宜一同食用。

虾酱四季豆

时令养生经：味道鲜美的菜肴，能促进食欲，增加营养吸收。

原料： 猪肉末100克，四季豆200克，鸡蛋50克

调料： 盐、虾酱、食用油、淀粉各适量

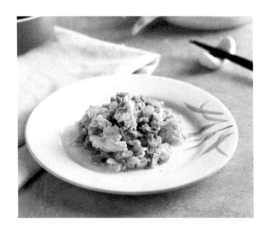

做法：

1 猪肉末装碗中，加入淀粉、盐、食用油拌匀，腌渍片刻，备用。

2 四季豆择洗干净后焯水，捞出，放凉后切丁，备用。

3 鸡蛋打入碗中，搅散，备用。

4 起油锅，倒入猪肉末，拌匀，炒至断生，盛出；再倒入鸡蛋、四季豆、猪肉末，拌匀。

5 加入盐、虾酱，炒匀入味，至食材熟透后盛出即可。

鱿鱼须炒四季豆

原料： 鱿鱼须300克，四季豆200克，彩椒适量，姜片、葱段各少许

调料： 盐3克，白糖2克，料酒6毫升，鸡粉2克，水淀粉3毫升，食用油适量

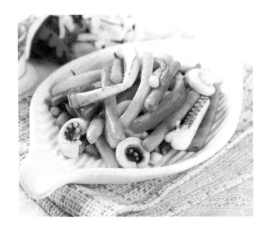

做法：

1 彩椒洗净去籽，切条；四季豆洗净切段，焯水；鱿鱼须切段，汆水，待用。

2 热锅注油，倒入姜片、葱段，爆香；放入鱿鱼，快速翻炒均匀；淋入料酒，倒入彩椒、四季豆。

3 加入盐、白糖、鸡粉、水淀粉，炒匀，至食材入味即可。

时令养生经：鱿鱼鲜味十足，可降血压，四季豆清脆甜口，这款海陆双拼在大寒时节肯定能给你的味蕾带来惊喜。

土豆 调养脾胃虚弱

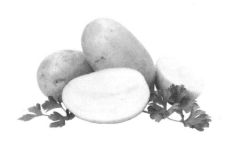

【什么节气吃最好？】冬至 | 小寒 | 大寒

土豆健脾和胃，适合冬至、小寒和大寒时节食用。

性味： 性平，味甘
归经： 归胃、大肠经
选购秘诀： 表皮深黄、大小匀称、无发芽
保存技巧： 用沙覆盖，置于通风干燥无阳光直射处

土豆中含有丰富的膳食纤维，能助促进胃肠蠕动、疏通肠道、润肠通便，有利于体内有害物质的排出。土豆是非常好的高钾低钠食品，很适合水肿型肥胖者食用，可达到健身纤体的效果。

土豆具有和胃调中、健脾益气、补虚强肾等多种功效。其含有丰富的维生素、钾和纤维素，可预防癌症和心脏病，并能增强机体免疫力。其中丰富的维生素B_1、维生素B_2、维生素B_6和泛酸等B族维生素还具有抗衰老的功效。

土豆中含有的抗菌成分，有助于预防胃溃疡。

▶ **搭配**宜忌

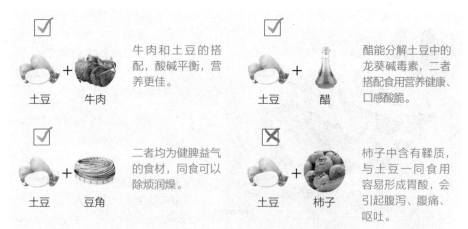

☑ 土豆 + 牛肉　牛肉和土豆的搭配，酸碱平衡，营养更佳。

☑ 土豆 + 醋　醋能分解土豆中的龙葵碱毒素，二者搭配食用营养健康、口感酸脆。

☑ 土豆 + 豆角　二者均为健脾益气的食材，同食可以除烦润燥。

☒ 土豆 + 柿子　柿子中含有鞣质，与土豆一同食用容易形成胃酸，会引起腹泻、腹痛、呕吐。

糖醋土豆丝

时令养生经：这款爽口开胃菜，由健脾和胃的土豆，与白糖、陈醋、辣椒搭配，口感好。

原料： 土豆200克，青椒50克，花椒少许

调料： 盐、白糖、陈醋、食用油各适量

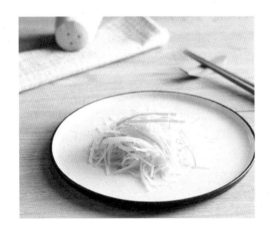

做法：

1 土豆洗净去皮切丝，倒入凉水中，去除多余的淀粉；洗净的青椒切丝，备用。

2 热锅注油烧热，倒入花椒，爆香，捞出。

3 倒入土豆丝，翻炒片刻，注入适量的清水。

4 撒上盐、白糖，加入陈醋，充分炒匀入味。

5 关火后将炒好的土豆丝盛入盘中即可。

土豆烧排骨

原料： 排骨255克，土豆135克，八角10克，葱段、姜片各少许

调料： 料酒10毫升，盐2克，鸡粉2克，生抽4毫升，食用油适量

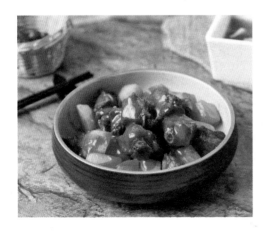

做法：

1 土豆洗净去皮，切块；排骨洗净切块，氽水，备用。

2 起油锅，倒入葱段、姜片、八角，爆香；倒入排骨，翻炒匀，淋上料酒，翻炒片刻；倒入土豆块，翻炒均匀；淋入生抽，炒匀，加入适量的清水，大火煮开后转小火炖煮30分钟。

3 加入盐、鸡粉，翻炒调味即可。

时令养生经：排骨益精补血，土豆健脾益气，搭配食用可调养脾胃。

海带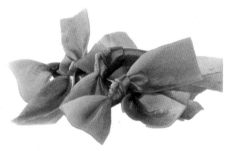

协助排便顺畅

| **【什么节气吃最好？】大寒 | 立春** |

海带瘦身消肿，适合大寒和立春时节食用。

性味： 性寒，味咸
归经： 归肝、胃、肾经
选购秘诀： 质厚实、形状宽长
保存技巧： 装在保鲜袋中放入冰箱中冷冻

海带具有"碱性食物之冠"的美称，其含有大量的碘，对于热量消耗及身体的新陈代谢相当有帮助，并且可达到减重及控制体重的目的，对心脏病、糖尿病、高血压有一定的防治作用。碘是甲状腺合成的主要物质，如果人体缺少碘，就会患"粗脖子病"，即甲状腺功能亢进。所以，海带是甲状腺功能亢进患者的最佳食品。

海带中含有大量的不饱和脂肪酸及食物纤维，它可以迅速清除血管管壁上多余的胆固醇，并且帮助胃液进行分泌，达到消化的目的，对于肠胃蠕动有很大帮助。

海带中的甘露醇与碘、钾、烟酸等协同作用，对防治动脉硬化、高血压、慢性气管炎、慢性肝炎、贫血、水肿等疾病，都有较好的效果。

海带还有御寒的作用。冬天怕冷的人经常食用，可有效地提高自身的御寒能力。

▶ **搭配宜忌**

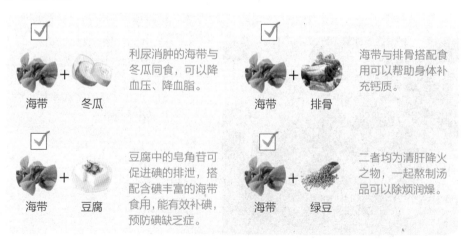

海带 + 冬瓜　利尿消肿的海带与冬瓜同食，可以降血压、降血脂。

海带 + 排骨　海带与排骨搭配食用可以帮助身体补充钙质。

海带 + 豆腐　豆腐中的皂角苷可促进碘的排泄，搭配含碘丰富的海带食用，能有效补碘，预防碘缺乏症。

海带 + 绿豆　二者均为清肝降火之物，一起熬制汤品可以除烦润燥。

海带豆腐汤

时令养生经：海带和冬瓜最适合做汤，搭配豆腐更能发挥清热解毒的功效。

原料： 豆腐170克，冬瓜200克，水发海带丝120克，姜丝、葱丝各少许

调料： 盐2克，鸡粉2克，胡椒粉少许

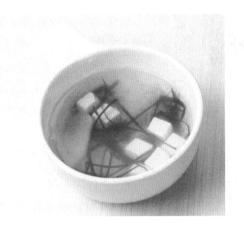

做法：

1 将洗净的豆腐切小方块；洗净的冬瓜切片，备用。

2 锅中注入适量清水烧开，撒上姜丝、葱丝，放入冬瓜片，倒入豆腐块，再放入洗净的海带丝，拌匀，用大火煮约4分钟，至食材熟透。

3 加入盐、鸡粉，撒上胡椒粉，拌匀，略煮一会儿至汤汁入味。

4 关火后盛出煮好的汤料，装入碗中即成。

海带汤

原料： 水发海带60克，牛肉（腱子肉）100克，蒜末10克

调料： 芝麻油13毫升，生抽适量，盐8克，胡椒粉1克

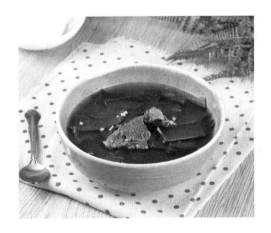

做法：

1 牛肉洗净切片，装碗后加入胡椒粉、蒜末，拌匀，腌渍片刻；海带洗净切块，备用。

2 热锅注入芝麻油，放入牛肉，用中火炒至变色，倒入清水，用大火煮至沸腾；放入海带块，拌匀，沸腾时捞去浮沫。

3 加入生抽、盐调味，拌匀，续煮片刻即可。

时令养生经：海带汤含有丰富的铁质，具有补血作用，搭配蛋白质丰富的牛肉食用，能增强免疫力。

苦瓜海带拌虾仁

时令养生经：苦瓜清热解毒，虾可缓解神经衰弱，搭配海带丝食用就是防癌抗癌的健康菜肴。

原料： 虾仁50克，西红柿50克，苦瓜60克，水发海带丝60克

调料： 盐、鸡粉、淀粉、食用油各适量

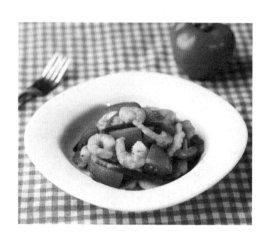

做法：

1 洗净的苦瓜切开去瓤，切成片；西红柿洗净去蒂，切块；海带丝洗净切成小段，备用。

2 虾仁洗净，去除虾线，加入适量盐、鸡粉、淀粉和食用油，拌匀，腌渍10分钟，备用。

3 锅中注水烧开，分别将虾仁、苦瓜和海带丝煮一下，沥干，备用。

4 取大碗，放入虾仁、西红柿、苦瓜和海带丝，加入盐，拌匀。

5 取盘子，倒入拌好的食材即可。

海带丝拌菠菜

原料： 水发海带丝80克，胡萝卜80克，菠菜100克

调料： 盐、食用油各适量

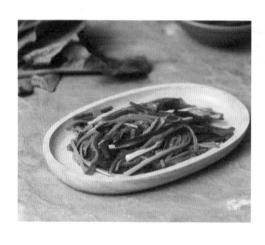

做法：

1 将海带丝洗净，切成小段；胡萝卜洗净去皮，切丝；菠菜择洗干净，去除根部，备用。

2 锅中注水烧开，放入适量食用油，分别将海带丝、胡萝卜和菠菜焯水，捞出，沥干，备用。

3 取一碗，放入海带丝、胡萝卜和菠菜，加入盐，拌匀；取一盘子，倒入拌好的食材即可。

时令养生经：选用海带、菠菜、胡萝卜三种养生食材搭配，菜肴既有清爽脆嫩的口感，又开胃健脾。